病院の見えないリスクに「気づく」方法

NEW MEDICAL MANAGEMENT

RISK

葛田一雄　(株)ケイツーマネジメント 代表
KAZUO KUZUTA

ぱる出版

まえがき ～病院経営の最大のリスクは〝人間〟にある！

人間は、ミスやエラーを起こす（ヒューマンエラー）。それゆえに、ミスやエラーに対する危険予知活動が欠かせない。職場や業務の中に潜む危険要因、それを引き起こす現象を危険予知しなければならない。危険予知こそヒューマンエラー対策の本質である。

ヒューマンエラーの全てが事故につながるものではない。ヒューマンエラー対策は、益がないように思いがちであるが、益がなくとも意味はある。「益がなくとも意味はある」（益とならないように見えても行う意味や価値があることは実践する）は、中国春秋時代の晏嬰（あんえい）の思想である。この思想こそヒューマンエラー対策そのもの、特に、見えないリスクに対する向き合い方を示している。

闇夜の道を行くには灯かりがいる。闇夜の『道』には、見えないリスクが散逸している。見えないものを見えるものにするには、灯かりがいる。灯かりとは学びである。なぜ、道を照らす灯かりが必要になるのか。それは安全を確保するためである。

見えるリスクは、目を見開いて見る。表面だけではなく内面を見る、同様に、全体と部分、拡大と縮小、頻度と時系列など見方を工夫することでリスクが顕在化する。では、見えないリスクを見えるようにするにはどうするか。それには、心眼と知恵が求められる。光を翳して、あるいは光を弱くして見る。覗き、透かし、比較して見る。傾向を知り、経験に照らして予測するのである。

『人生まれて学ばざれば生まれざると同じ。学んで道を知らざれば学ばざると同じ。知って行うこと能はざれば知らざると同じ』（二宮尊徳）。医業は、「いのち」と「こころ」を対象にして医療を実践している。本書がヒューマンエラーに対する学びを促進し、また、事故を発生させないための危険予知行動の一助になることを希求する。

（株）ケイツーマネジメント代表　葛田一雄

病院の見えないリスクに「気づく」方法◉もくじ

第5章　病院の見えないリスクに対応する方法・事例編

第6章　医療事故が発生したらどう動いたらいいのか

第1章

見えないリスクとは何か

1　リスクとは何か

リスクには、見えないリスクと見えるリスクがある。見えるリスクについて、回避あるいは防止するのは当然のことである。例えば、煙草を火の点いたまま捨てるなどというのは、明らかに見えるリスクである。小火《ぼや》になるかもしれず、小火どころか大火事になりうるからである。

その一方で、リスクやエラーには見えないものが多い。見えないから予知、予見しなければならない。予知とは、前もって知ることである。予見とは、事がまだ現れない先に、推察によってその事を知ることである。

まずは、リスクとは何か、危機管理とは何かについて見ていきたい。

リスク（risk）とは、危険である。危険とは危ないことである。危害や損出の生じるおそれがあることが危険である。リスクマネジメントとは、運営あるいは活動にともなう様々な危険を最小限に抑える管理運営方法である。

（1）安全活動上の脅威がリスク

安全活動は不法あるいは不当な脅かしや脅しによって阻害させてはならない。安全活動を阻害する脅威を排除しなければならない。脅威を排除するために求められる最も重要なことがリスクを予知し、予見し、危険を少なくする対策、つまりリスク対策である。

リスク対策には人的な領域、技術的な領域および物理的な領域がある。人的な領域には、職員など人の行為、行動あるいは思考による誤りである。多くの人が防犯や盗難防止には熱心であるが、それ以上に、不正行為は当然として、人の行動から事故が起こることを周知し、被害を最小限に食い止めなければならない。

安全活動上の脅威を排除する主眼は、リスク管理といってよい。リスク管理とは、リスクに対して対策を講じることである。対策を講じる場合にどのような対策を実施するのか、対策を実施する場合にどのように管理するかなどを決めることである。

リスク管理のためには定期的なリスク分析が求められる。リスク分析とは、危機管理評価を行い、洗い出された脆弱性について、影響の大きいものからリストを作成して、発生頻度と発生時の損害額を予測することをいう。

（２）不祥事の典型と対応

組織の活動には不祥事と祥事それぞれに対応したものがあるが、なんと言っても難儀なのは不祥事に対する対応である。祥は吉祥でありめでたいこと、例えば、創業50周年などが対象となり地域や社会に対して広報の意味合いを込めたものになる。不祥事は不吉なことや縁起の悪いことである。信頼やイメージを損なわせるような出来事、醜聞が不祥事であり、スキャンダルという言い方もある。

不祥事が起こると組織の存在意義や真価が問われる。不祥事に対する対応は、まずは、世間に真摯な姿勢で詫びることが手始めである。それにはまずは事実の公表である。事実の公表なくして世間が納得できる手を打つことはできない。犯罪行為、不法行為、重大事故、手抜き業務によって発生した欠陥、捏造およびそれにより発生した事故などが不祥事の典型である。

犯罪とは、一般には、法によって禁じられ刑罰が科される根拠となる事実をいう。不法行為とは、故意または過失によって他人の権利や利益を侵害することをいう（民法７０９条）。不法行為をした者（不法行為者、加害者）は、これによって生じた損害を賠償する責任を負う。

事故とは、予期せずに人や物などに損傷や損害を与える出来事のことである。事故は、故意に損害を起こす事件とは明確に区別される。

欠陥（Defect）とは、理想状態を想定できる物事における理想状態との違いである。欠陥には、設計時の設計ミスや製造時の組み立てミスなどによって組み込まれた不具合や問題点がある。欠陥の法的定義がある。製造物責任法（ＰＬ法）第2条2項の定義である。「当該製造物の特性、その通常予見される使用形態、その製造業者等が当該製造物を引き渡した時期その他の当該製造物に係る事情を考慮して、当該製造物が通常有すべき安全性を欠いていること」、これが法的な定義である。

（3）不法行為の概念

不法行為制度は被害者の救済のための制度である。不法行為には損害賠償がつきものである。「故意又は過失によって他人の権利又は法律上保護される利益を侵害した者は、これによって生じた損害を賠償する責任を負う」（民法第７０９条）。

この不法行為責任は、特定の相手だけでなく、不特定多数の被害者との間に生じうることに特徴がある。一般の不法行為は、原告が被告の故意や過失を立証しなければならない過失責任主義をとっている。特殊不法行為は立証責任の転換あるいは無過失責任の規定を設けるなど原則が修正されている。監督義務者の責任（民法第７１４条）、使用者責任（民法第７１５条）、工作物責任（民法第７１７条）などがあり、製造物責任法によっても一般の不法行為の原則が修正されている。

立証責任を被告に求めている理由は、被害者（原告）の救済を目的とするものである。被害者救済という目的を達成するための制度として賠償責任保険が発達してきた。

（4）不法行為の責任

不法行為責任を追及するには、被害者が立証しなければならない要件がある。

①加害者の行為があったこと
②加害者に故意または過失があったこと
③権利または法律上保護される利益の侵害があったこと（違法性）
④損害が発生したこと
⑤加害者の行為と権利または法律上保護される利益の侵害の間に因果関係があり、かつ侵害と損害の発生との間に因果関係があること

また、加害者に責任能力がなかった、その行為がやむを得ないものであったとする理由（違法性阻却事由）がある場合には不法行為は成立しない。

不法行為責任と債務不履行責任の両方の成立要件を満たす場合、請求権が競合する。この場合、被害者は加害者に対して、不法行為責任を追及するか債務不履行責任を追及することができる。

不法行為制度における過失は客観化されたものであり、心理状態としての過失つまり不注意とは異なる。故意と過失の違いによって不法行為に及ぼす影響が異なり、主として賠償額の程度に関わる。

組織の責任は、故意か過失かによって大きな違いが生じることになるので、留意点としては事実関係を解明することに力点が置かれる。その際、世間に対する説得力の見地から第三者による事実解明が必要になる。

（5）変わる過失の概念

過失は不注意の心理状態と考えられた時代もあった。損害を予見して注意深く行動すべきだったという視点である。ところが、次第に行為義務違反として客観化されてきた。過失は、損害が予測できることを前提

つまり予見可能性を問うことになってきた。過失は、予見できた損害を回避する行為義務（結果回避義務）を怠ったことを意味する。

損害の発生について予測不可能であれば不法行為責任を負うことはなく、予測可能でも損害発生を回避するための対策を十分に講じていれば不法行為責任は発生しない。予見するための研究や調査義務（予見義務）を課すことで、予見可能性の成立要件が緩やかになってきた。予見可能性の基準を当事者の具体的な予見可能性に求めるのではなく、医療機関に求められる客観的な予見可能性によって、被害者の立証責任は緩められることとなりつつある。どの程度の対策を講じれば結果回避義務を全うしたことになるのかは、加害者の職業や状況における、通常ならできたであろう行為を基準に判断される。

組織に過失が存在した場合、まずは、過失があったことを認めることである。人間はミスを犯すものであり、人間にエラーはつきものである。医療機関にはミスやエラーがあっても安全を確保する責務がある。そこで、不祥事に至った事実および結果回避義務が十分でなかったということを公表する誠実さが求められる。

2　見えないリスクを管理する

見えないリスクを管理するためには、危機の洗い出しをしなければならない。

危機には、インシデント、アクシデント、エラー＆誤認があり、それぞれ違いがある。

「インシデント」とは、思いがけない出来事であり、適切な処理が行われないと事故となる可能性のある偶発事象である。現場ではこれを「ヒヤリ」「ハット」あるいは「ＫＹ」（危険予知）と表現することもある。インシデントについての情報を把握・分析するための報告書をインシデントレポートといい、「ヒヤリ・ハット報告書」「ニアミス報告書」「ＫＹレポート」と表現される場合もある。

（1）ヒヤリ・ハット活動

日常の場面で〝ヒヤリ〟とし、〝ハッ〟とした出来事をいう。ヒヤリ・ハットとは、業務上、あと一歩間違えれば重大事故になったかもしれない失敗、ヒヤリとした、ハッとした、といった経験を「ヒヤリ・ハット」と呼び、「ヒヤリ・ハット報告書」という形でレポートにすることで重大事故を未然に防ごうという活動のことである。

（2）ハインリッヒの法則（1：29：300）

アメリカの技師ハインリッヒが発表した法則で、労働災害の事例の統計を分析した結果、導き出されたものである。数字の意味は、重大災害を1とすると、軽傷の事故が29、そして無傷災害は300になる。「1件の重大災害（死亡・重傷）が発生する背景に、29件の軽傷事故と300件のヒヤリ・ハットがある。」

（3）エラー

エラーとは人の誤り全般を指し、ミステイクとスリップが含まれる。ミステイクとは、意識的に不適切な目標や手順を選んでしまう誤りのことで、スリップとは、目標や手順を行為に移す過程で無意識のまま発生した、目標や手順とは異なった行為のことをいう。

（4）誤認

誤認とは、エラーの一形態であり、実際に存在しないものを認識し、存在するものを正しく認識できないことをいう。言語の聞き間違い、文字・表示の読み違い、データの読み違い、手慣れた業務における勘違い、認識違いなどが誤認に当たる。リスクの多くは、見えない。見えないから予知し、予見しなければならないのである。

（5）危機管理

危機管理とは、無事故と安全を追い続けることではない。後手の対応ではなく、先手の対応である。危機管理とは、無事故で安全な状態を維持し続けることをいう。事故の防止は、よくあることだから、たいしたことではないではなく、よくあることだからこそ、一つひとつの事故を分析して普遍的な教訓（対策）を抽出する必要がある。

装置・機器に異常が発生した場合は、フェイルセーフ機能（安全側に制御する機能）が働き停止する。しかし、処置を行う「人」にはフェイルセーフは働かない。処置に誤りがあれば事故となる。ミスに共通する事柄は、確認という基本作業が欠落していることである。事故の多くは、事前確認をしていないことから起こる。ひょっとしたら見落とし、ミスをしたかもしれない安全上の重要事項を「確認」して、事故を未然に防止することができるか。危機一髪という事態で、なぜ最悪の事態にならなかったのか、なぜ助かったのか。最悪の事態を免れることができた事例の分析が重要である。

事故を起こさないのがプロであるが、事故を起こした場合は素直に認めるのもプロである。

3　どうしたら見えるようになるのか

ルールは必要に応じて改正されるものであるが、改正されるまでは守らなければならない。ルールを改正することとルールを無視することは次元が異なる問題である。ルールどおり行為をしても事故が起こった。

その場合は、ルールを原点まで立ち返って検証してみなければならない。

結果回避義務は、絶対的な結果回避義務が要請される場合と、相当の注意程度の結果回避義務が要請される場合の2つに分けられる。また、違法性判断における違法性とは、結果を発生させた加害者の行為が不法行為法上違法と評価されるかが論点となる。侵害された被害者の権利や利益が不法行為法上保護されるべきかの問題であるということもできる。

（1）違法や権利侵害の意義

判例上、権利や利益は法律が定める権利や利益に限られないとされている。不法行為法においては、刑事法のような違法な行為類型についての明文の規定があるわけではなく、また行政法のように行政行為に根拠規定が必要とされているわけでもない。どこまでが不法行為法上の違法となるのか一義的には決まらない。

損害の公平分担や被害者救済、不法な侵害の抑止といった不法行為法の基本理念に基づき、加害者側の行動の自由と被害者側の権利利益の保護との均衡点を探ることになる。

侵害された利益の性質や重要性、侵害の程度、加害者の立場や地位、あるいは侵害を避けるために必要な費用等の諸要素を総合的に衡量した上で、加害者の行為が違法か否か、あるいは、侵害された権利や利益が不法行為法上保護されるべきか否かの判断をすることとなる。過失判断における結果回避義務とは、発生した侵害を避けるべき不法行為法上の義務があったかの問題である。

（2）過失割合

過失が認定しにくい場合には違法性を積極的に認定する。そうすることによって、事案に即し、柔軟に不法行為成立を認めることができる。不法行為責任は、金銭による損害賠償が中心となるので賠償額を決定するために損害額がいくらか、損害を金銭に評価し直すことになる。

不法行為責任において、被害者側に過失が認められる場合、裁判所は、それを賠償額の計算に反映させず、損害額全額を認容することができる（第722条2項）。これに対し、債務不履行責任においては、裁判所は、これを認容額の計算に反映させることになる。

（3）組織の学習能力が問われる
不祥事が発生した場合、違法や過失が存在すると、被害者の行為は、「善」、病院の行為は、「悪」。これが世間の通り相場である。世間の見方は、善をすすめ悪を除外する勧善懲悪であり、病院はこうした見方に向き合うことになるので、不祥事の際の対応には厄介さが付きまとう。

善と悪は解釈や判断によって入れ替わる場合もあるため、人間は善であり、かつ悪であるという両立した存在であると受け止めることも必要である。

規則（ルール）や規範という形式知として存在するものは、ルールどおりあるいは規範どおりに行っていることを公表し、混乱を避けることもできる。

不祥事は信頼を損なわせるものであるから、病院の信用、名声および評判を損なうもの全てが該当する。病院は社会との信頼関係で成り立っている。そこで、不祥事に対する対応は、まずは、お詫びの意味合いが強いものになる。不祥事に対する解決には、過失を犯した病院は「悪」という構図を緩和するためのクレジットが求められている。

お詫びとは組織の学習能力を公開することでもある。

組織の学習能力とは、同種の出来事、醜聞を再発させないために組織ぐるみで学習し、対応する能力をいう。組織の学習能力を高めることをトップが社会に宣言すること、つまり、クレジットすることである。クレジットとは、病院を信用してもらいたいという消極的なものではなく、病院のブランドを賭けた世間に対する誓いである。

（４）不祥事の対応

本当に言っているとおりの対応をしてくれるのか。「問題があったが、雨降って地固まる」になるのではないか。積極的な意味合いを込めた広報が求められているのである。

犯罪、事故、不正行為は、通例、「不祥事」とは言わない。不祥事とは、モラルの欠損など医療人として問題がある事由によって事件や事故につながった場合に用いられるものである。

不祥事が発覚し、公に認知されるに至る原因は様々である。

例えば、病院や団体が、不正行為を隠蔽しようとしている場合などに、その構成員が外部に通報することで発覚する、内部告発によるものがある。刑事事件の容疑者として検挙された結果、報道の対象となり露見する。病院が重大な不祥事を起こした場合、証拠品押収などの目的で警察による家宅捜索が行われることがある。そうなると、経営者が経営責任を取って辞職することにもなりかねない。

不祥事の対応は、イメージチェンジや今後の方針などを世間に示しつつ、信頼を回復することが最大の課題となる。不祥事の発覚後は失墜した信頼を回復しなければならないにもかかわらず、不祥事に対する反省が見られない言動をしたり、また別の不祥事が発覚してしまったりなど、不祥事が新たな不祥事を生むことになったら最悪である。

一度失墜してしまった信頼が回復するどころか、さらなる失墜を招いてしまうことになり、悪循環のスパイラルである。このような状態に陥ると信頼の回復は極めて難しくなり、信頼を回復しようにも回復できず深刻なダメージを受けて自滅へと追い込まれる例も多い。過去に不祥事を起こした団体が再び不祥事を起こした場合、強い批判を受ける傾向がある。不祥事を甘く見てはならない。再発防止は病院の使命でもある。

（5）ルールを生かす

ルールが全員に守られるためには、次の4つがポイントになる

①単純であり明解であること
②実情に合っていること
③理論的に納得できるものであること
④日常行動とかけ離れていないこと

ルールは全員が守るためにある。守られないルールは無いに等しい。全員が守るためには全員がルールを知らなければならない。規定化されて存在価値が生じる。

規定を生かすためには、3つの視点が必要である。

①AかBいずれかに決定して統一しないと規定が成立しないために規定したもの
②事故や経験から体得した事項をルール化した経験法則的なもの
③保安上と安全上の見地から理論的に構成したもの

（6）規定を作成する

禁止事項が明確に規定されているものが価値のある規定である。禁止事項が規定の骨子である。表裏両面から規定する必要がある。ある人が何か行動すれば、その行動によって他の人に何らかの影響を与えることになる。そのことによって影響されるのは誰かを明示する。

規定を作成するときの留意点は以下の5つである。

①難解な用語やあいまいな言葉を使わない
②平明な文章を心がける。できる限り具体的に表現する
「誰が　何時　誰に　なにを　どうする」
③取扱いの内容と順序を明確に規定する
④禁止事項は明確に規定する

第２章

病院にはどんなリスクが潜んでいるのか

~ここ10年に起こった主な医療事故~

1　医療事故対策――安全管理体制の整備

医療現場において事故はあってはならない。しかし、現実には、機械や器具の取り扱いミス、薬剤投与ミス、麻酔ミスなど医療事故が発生する。事故はなくならない。それゆえに、繰り返し、繰り返し、事故を教訓として事故の再発防止対策が叫ばれてきたし、事故の発生を防止するための対策が開発されてきた。人間は経験を生かして教訓から学ばなければならないし、組織には二度と同じ失敗を繰り返さないために、組織の学習能力を高める必要がある。病院は、事故をゼロにする対策を立てて、実践しなければならない。

人間はミスを犯すものである。職場からヒューマンエラーを無くすことはできない。医療事故の多くは、ヒューマンエラーである。そこで、バックアップ対策、フェイルセーフ（Fail-safe）、フールプルーフ（Fool-proof）などヒューマンエラーがあっても、安全をできるかぎり確保するための安全管理体制や防止システムの整備が必要である。

フェイルセーフとは、故障があっても重大事故状態にならない工夫である。システムの改善や改良などが対策である。フールプルーフとは、誤操作しても事故状態にならない工夫である。システムを改良し、安全装置などを設置することが対策事例である。

安全管理体制や防止システムを例示する。

①安全管理体制の指針作成
②医療安全管理部門の配置
③医療安全管理者の選任
④ヒヤリハット事例の報告

⑤ヒヤリハット事例の水平展開
⑥院内事故報告制度の確立
⑦職員研修の定期あるいは随時実施
⑧患者相談窓口の設置
⑨患者からのアンケート収集
⑩病院相互の情報交換
⑪他病院との連携

2　医療事故の多くはヒューマンエラー

医療事故に関する厚生労働省の定義がある。厚生労働省リスクマネージメントスタンダードマニュアル作成委員会「リスクマネージメントマニュアル作成指針」では、次のように定義されている。

医療に関わる場所で、医療の全過程において発生する全ての人身事故で、以下のアイウの場合を含む。なお、医療従事者の過誤、過失の有無を問わない。

ア　死亡、生命の危険、病状の悪化等の身体的被害及び苦痛、不安等の精神的被害が生じた場合。
イ　患者が廊下で転倒し、負傷した事例のように、医療行為とは直接関係しない場合。
ウ　患者についてだけでなく、注射針の誤刺のように、医療従事者に被害が生じた場合。

(1)　医療事故の類型

医療事故の多くは、ヒューマンエラーである。医療過誤は医療事故の一類型とされている。

医療事故は、2つに類型化できる。一つは不可抗力で起きてしまった場合、もう一つは、人為的なミスや怠慢によって起こった場合である。

人為的なミスや怠慢があって事故に至った場合、患者に問題があることもないわけではないが、多くは病院や医療職に問題がある。

（2）医療事故の原因

医療事故は、医学知識の不足や最新医学の未修得などによる誤診が原因のこともあるし、医学の細分化、専門化、高度化によって、専門外の診断についての知識が不足していることも原因となる。

誤診は、医学知識や医療技術が古い、雑な処置など、善管注意義務（善良な管理者としての注意義務）が果たされていない場合をいう。検査法、判断基準、治療法、投薬などは、学会において標準的で適切な方法が決まっている。標準的で適切なやり方によって善管注意義務（専門職として当然レベルの誠意と努力）を払っている場合であっても病気を見逃すことはあるが、通常は誤診とは見なされない。

医療職は専門職として善管注意義務（duty of care）が課せられている。善良な管理者としての注意義務という意味である。業務を委任された人の職業や専門家としての能力、社会的地位などから考えて通常期待される注意義務のことをいう。善良な管理者の注意義務（善管注意義務、民法400条）は、職業や生活状況に応じ、要求される注意義務で原則的な注意義務である。

3　ここ10年に起こった主な医療事故事例

患者の行動による事故がある。患者の転倒転落事故は典型である。患者が病床から転落し怪我をした。患者が廊下を歩行中に転倒し怪我をした。こうした事例については、患者が医療者の指示を厳守していない結果であるから患者の自己責任と言いたいかもしれない。しかし、院内においては医療者が患者の安全を確保しなければならないのである。

医療職自身による自損事故がある。自分の過ちにより、自ら怪我をしたり損害を被ったりする。例えば、誤針である。看護師が自分の手に針を刺してしまい事故を生じたなどという場合である。感染により医療者の命にかかわる場合も存在する。

ハラスメントに関わる被害もある。特に女性看護師はストーカー行為やセクハラ行為、患者による暴力行為の危険にも晒されており（モンスターペイシェント）、このような事案のどこまでを医療事故とするかの線引きは難しい。

医療職の誤診や誤処置による事故がある。診断をあやまることもあるし、処置を間違えることもある。善管注意義務が果たされていない場合の事故である。患者の取り違え、誤薬などはこの範疇である。

2012年4月	蘇生用具の組立方法を誤った。末梢血幹細胞の移植手術を受けたが、合併症によって呼吸困難になる。肺に酸素を送り込むための蘇生用具の組立方法を誤ったため意識不明の重体となり死亡。
2012年6月	異常値の見落とし。腹腔鏡による手術を実施し、外来で抗癌剤治療を継続して受けていた。抗癌剤の副作用による肝不全で死亡した。血液検査で肝臓や腎臓の機能に正常値の最大40倍の異常値が出ていた。
2012年8月	チューブに付属する機器の一部を切断した。肺と人工呼吸器とをつなぐ気管チューブのテープを切った。誤ってチューブに付属する機器の一部も切断。死亡。
2013年4月	栄養液の注入チューブが詰まった。心不全や腎不全で入院していた患者に対し、チューブを鼻から挿入することで患者の腸に栄養液を注入していた。これが詰まったため、濃度25%の酢酸を注入した。壊死を伴う腸炎を併発し、死亡。
2013年6月	規定より10倍近い濃度で抗生物質を投与し、血管が詰まった。発熱を起こしたため、抗生物質『バンコマイシン』の点滴による投与を行った。点滴開始から約1時間40分後に詰まり、右足指3本が壊死。 壊死した指を切除した。
2013年11月	アラームの鳴動気付かず。容体が悪化し心電図に異常が生じたことを知らせるアラームが鳴動した。看護師らはこれに約72分に亘り気付かず、死亡。アラーム音を小さくしていたことも明らかになった。
2013年12月	患者の取り違え。神経芽腫で入院中の1歳の男児に、本人から採取した末梢血幹細胞を移植予定だった。主治医が間違えて、男児の隣室に同じ病気で入院していた4歳の女児に移植していた。
2014年4月	造影剤を誤って脊髄に注入。造影検査を実施した際、脊髄への使用を禁止されている造影剤「ウログラフイン」を誤って脊髄に注入。多臓器不全にかかり死亡。

●最近10年間の医療事故の顕著な事例

2005年4月	体内にガーゼを置き忘れた。
2006年4月	手術ミスがあった。脳死肺移植手術を実施したが死亡。
2006年7月	見落とし。胃癌の可能性があることを見落とし、癌性腹膜炎により死亡。
2007年5月	動脈を傷付けた。人工歯根を歯茎に埋め込んだ上で義歯を付ける「インプラント」治療を行ったが、ドリルで顎の骨を削る際に、誤って動脈を傷付け、死亡。
2008年2月	見逃し。X線画像を撮影、肺に影が映っていたことを見逃した。
2009年6月	酸素の未供給。急性心不全を発症し意識障害がある状態で救急外来に搬送されてきたが、約7分間に亘り酸素が供給されなかった。意識が戻らないまま敗血症性ショックで死亡。
2010年9月	診断ミス＆処方薬違い。担当医師は胃癌と診断したものの、別の男性医師が胃潰瘍だとして胃薬を処方した。末期癌と判明し死亡。
2010年12月	授乳後に呼吸が停止。新生児が、分娩室で、母親に直接抱かせる「カンガルーケア」を受けた。 授乳後に呼吸が停止し、低酸素脳症に陥り重度の後遺障害が残った。地裁は、「障害はカンガルーケアによるものとは認められない」として訴えを退けた。
2011年1月	輸血ミス。結腸静脈瘤からの出血源特定検査の救急の現場で薬剤を注入する措置を行っている最中に大量出血があった。患者の血液型はB型、誤ってA型の血液を輸血、死亡。
2011年5月	ガーゼを放置した。心臓の弁を人工弁に交換する手術を実施。手術の際に石灰化した弁が心臓内部に入らないよう心臓入口に被せていたガーゼを放置。多臓器不全を起こし死亡。
2011年8月	針を抜き忘れた。乳癌の手術を受けた後、呼吸困難に陥り病院に搬送された。癌性心膜炎の影響で心嚢に水が溜まった状態だった。医師が心嚢から水を抜き取るためビニール筒を刺した。筒の内側にある針を抜き忘れた。死亡。
2011年10月	手術中に人工心肺装置が停止。肺リンパ脈管筋腫症に対し、脳死肺移植手術を実施。手術中に人工心肺装置が停止して気泡が入るなど再始動まで約4分かかった。脳障害を起こした。
2011年12月	粘着性フィルムシートで気管孔を塞いだ。異物混入防止のために気管孔にあてがうガーゼと間違え、粘着性フィルムシートで孔を塞いでしまった。窒息死。

4　ヒューマンエラーによる医療事故にどう対処したらいいのか

ヒューマンエラーによる事故は、以下のように6段階のステージがある。ステージごとの対応策を例示する。

①注意喚起段階

注意を喚起する。エラーやミスはあってはならないという認識から注意を喚起するというものである。

②チェック体制整備段階

事故を防止するためにチェックリストを活用して安全点検を実施する。自己点検、相互点検および職場ぐるみ点検がある。ヒューマンエラーを把握するための点検である。

③ヒューマンエラー認識段階

個人が起こしたものという認識に立ってヒューマンエラーを把握する段階である。ヒューマンエラーの原因を追求することがなく、原因の分析や真の原因のなど垂直分析もせずに、他者あるいは他部門にも発生する可能性があるという水平展開もなされていない。

④ヒューマンエラー対策導入段階

ヒューマンエラーに関する情報、経験、ノウハウを収集して蓄積する段階で、ヒヤリハット体験に関する報告を義務づけるなどという対策が行われる。

⑤ヒューマンエラー組織的対応段階

ヒューマンエラーを個人の課題としてではなく、組織の課題として認識し、ヒヤリハット体験に関する報告を組織ぐるみで展開する。

⑥ヒューマンエラー組織的解決段階

ヒューマンエラーによって事故が起こることを認識して、ヒューマンエラーによる事故対策について組織的な展開を行う。

5　患者の権利を包含した対策の樹立が求められる

医療事故は防がなければならない。とりわけ患者の権利を侵害した事故は起こしてはならない。医師には、患者や家族が納得するまで説明し、根気よく話し合う義務と責任がある。患者には、自己決定権があるからである。憲法13条「生命、自由及び幸福追及に対する国民の権利」を根拠とした「患者の自己決定権」である。

自己決定権は、主として6つの内容がある。

①情報提供を求める権利
②治療法・手術方法などを選択する権利
③転院に関する権利
④セカンド・オピニオンを求める権利
⑤医療記録を閲覧謄写する権利
⑥治療方法の最終決定権

患者には、説明された医療行為への同意を拒否する権利だけでなく、同意した内容を、撤回・変更し、医療を中止させる権利もあるし、治療に満足できないという理由で診療を拒否する権利もある。

患者の権利を包含した対策を樹立しなければならない所以である。

6　最大のリスクは人を確保できないことにある！

◎事例にみる人的管理対策・９つのポイント

医業は優秀な医師がいれば成り立つというものではないが、医師の確保は極めて重要な医業の課題である。医師不足では、したい診療をしたくてもできない。適材な医師や看護師を確保しなければ医業として成り立たない。また、新卒者の確保は組織の活力にもなるから、新卒の看護師等の採用も疎かにはできない。そこで重要なのは、採用時の面接である（事例１）。医師の卒後研修としてプライマリ・ケアが義務付けられている。病院ぐるみでプライマリ・ケアを実施することもヒューマンエラーによる事故防止につながる（事例２）。そして、研修医の受け入れである。受け入れ体制や対象者に対する動機づけも必要になる（事例３）。

理事長や病院長にとっては、医師や看護師の退職は織り込み済みとしているかもしれない。医師や看護師など医療職は特定の病院で生涯にわたって勤務することは稀なことであり、大概は転職することで実績やキャリアを形成している。それにしても、唐突に退職申し出というのでは引継ぎもままならないし、後任の人物が決まらないことになったら困りものである（事例４）。

医師や看護師は、アウトプレースメントビジネスの対象になっているし、ヘッドハンティングにより、よりよい処遇を得ることもあるので、退職に関連して転職に対する備えも欠かせない（事例５）。

高齢社会に応じて医療行政も変容している。入院期間の短縮化もそうした一貫とみることができる。そこで、病院にも業容変容が求められている。事業領域のことをドメインというが、例えば、ドメインを広げて在宅医療を積極的に進めることも考えられる。業容変容を可能にするという観点から、在宅医療への展開などもそうしたものの1つである（事例6）。

診療費不払い対策は病院経営の根幹にかかわる。収入確保ができなくなるからである（事例7）。

病院は地域社会にとっては公器でもあるが、公器とはいっても赤字では病院を継続することはできなくなる（事例8）。

病院の業務改善は健全な医業を維持するために欠かすことはできない（事例9）。

こうした9つの事例について要点を整理しておきたい。

◎事例1【採用時の面接】

採用時に行うべきことは、能力の保有度などを確認するのは当然として、最も重要なことは人物の見極めである。心が表情に表れるものを「容」という。やる気や意欲などは表情に宿るものではあるが、判定するのは容易なことではない。そこで、面接時には身嗜み、所作、受け答えなどから本人の資質や意欲を判断することになる。

医療という業種上、大事なのは、清潔感と健康的なイメージである。

例えば、シャツに汚れや皺がないか、ネクタイに汚れがなく曲がっていないか、靴は磨いてあるか、ひげやつめは手入れしているかなど外見や容姿から人物の素養を見極める。

そして、面接時の応対を評価する。入退室時の挨拶は横柄ではないか、応答は簡潔か、明確な口調か、姿勢は背筋が伸びていて真っ直ぐか、視線は質問した者へ向けているか、正しい用語や敬語を使っているか、こうしたことから人となりがわかるものである。

面接で、病院それぞれにこれだけは確認したいというものはあるにしろ、臨床における事例を提示して問題点や解決案を語らせるとよい。

通常は、次のような事柄について質問する。「医大（看護大）の研究テーマは何か」、「職歴のうち誇りに思えるものを確認したい」、「当院を志望された理由は何か」、「転職あるいは退職した理由は何か」、「医療職として覚悟していることは何か」、「強みや得意なことを業務にどのように活かすのか」などに対する応答内容から本人の思考や適格性などを判断する。

そして、面接の終いで、「面接は終了とさせていただきますが、何か質問はありますか」、などと問い掛ける。「特にありません」、という答えや無言の応答では意欲がないと判断して差し支えない。

◎事例2【医師の卒後研修】

医師の卒後研修が義務付けられている。プライマリ・ケアが必修となった。厚生労働省の通達（平成15年6月12日）がある。「医師が、適切な指導体制の下で、医師としての人格をかん養し、プライマリ・ケアを中心に幅広く医師として必要な診療能力を効果的に身に付けることができるものとすること」「医師が、医師としての基盤形成の時期に、患者を全人的に診ることができる基本的な診療能力を修得することにより、医師としての資質の向上を図ることを目的としており、地域の医療提供体制の整備に当たっても、重要な役割を果たすことを期待されるものである」

プライマリ・ケアを中心に幅広く、は大切な事柄である。臓器や疾患のみを診るのではなく、「患者を全人的に診ることができる」医師が良い医師である。国家試験に合格した医師が、他科診療の技術を会得する機会がないという反省が「プライマリ・ケアの能力を身に付けた医師を養成する」ということにつながった。

◎事例3【研修医の確保策】

医業にとっては、患者を診る力のある臨床医が必要である。医療機関の多くは、臨床医を養成するための方法の1つとして大学病院との連携を強化し、包括的な養成システムを確立してきた。

専門研修制度を充実させることも研修医を確保するために効果的である。専門研修制度は、医師免許取得後の2年間の研修医制度で基礎を学んだ後の専門性を形成するための制度である。専門研修制度は、3〜5年程度の期間を要し、学会の専門医取得などを目指して行われるものである。

研修医および専門医師を育てるためには指導医の育成も必要である。指導医は、臨床経験が7年以上で、プライマリ・ケア（初期診療）が十分に行える能力があり、研修医を指導する時間がある医師のことをいう。臨床研修に関する厚生労働省省令によると、知識として基本を身に付けるか実技として基本を体得するかその差は大きい。義務研修期間の2年は基礎づくりである。さらに数年は一般病院で基本的な力を身に付ける。こうした仕組みは研修医の能力習得に効果があるし、患者のためになる。

研修医を確保するためには、自院の研修医制度は臨床の専門分野を学ぶことができるし、そのための指導体制が整っていることを訴求する必要がある。

研修制度が義務付けられたのは2004年度であり、研修期間は2年間である。研修先として一般病院を選択する理由は、発熱や腹痛といった症状を訴えてくる患者に対して、確実に診断できる能力を習得したいという意欲の発露とみることができる。

「腹痛を訴える子供は虫垂炎を疑え。臨地で待ったなしの治療をする。症状を診る力がつく。」

国は、研修医制度において、経験しなければならない病気や診療行為など200件を超える目標を設定している。患者や家族と良好な人間関係を作れるかなど診療態度も研修制度の中身である。

専門職である前に一人の人間でありたい。この想いを実践する入り口が研修制度であるし、私が患者だったらという立場変容つまり相手の身になって考えることも求められている。患者とコミュニケーションをするためのスキルが必要である。研修医の受け入れに当たり、臨床での実践能力はもとよりであるが、コミュニケーション不足によるヒューマンエラーを起こさない医師づくりも研修医制度の中身である。

患者を思いやる能力など、以下の7つについても習得することができるようにするのが望ましい。
①患者を全人的に理解する
②患者・家族と良好な関係を築く
③チームメンバーが協調してチーム医療に取り組む
④患者の課題を把握する
⑤解決のために行動する
⑥安全で良質な医療を行う
⑦地域社会における医師の役割を理解できる

◎事例4【医師・看護師の退職防止策】
「病気を診て人を診ない医師になりたくない」「専門職である前に人間でありたい」――これらは、多くの医師や看護師が望んでいることに違いない。給与など処遇は医師や看護師を確保するための大きな誘引要素になるにしても、安易に厚遇するわけにはいかない。

「人間関係が悪い」「育児などのための勤務体制不適応」「専門性が発揮できない」――これらは、日看協の調査による看護師の退職事由のトップ3である。医師の退職理由は、出身大学の医局による再配置によるものが第一位であるが、専門性が発揮できないという理由も主要な退職事由である。

(1) 人間関係が原因
退職事由の筆頭は人間関係が原因である。チームのメンバーとの葛藤、上司との折り合いが悪いからかも知れない。退職希望者に面談をすることによって、少しは不満の種となっている本音が聞けるかもわからないし、不適合の理由が明らかになることもある。しかし、多くの場合、退職希望者との面談によって退職意思が撤回されることはない。

医師や看護師を確保するための本質は、価値あるチームづくりである。そのためには、定期あるいは不定期な上司との目標面談を実施するとよい。例えば、「専門職である前に人間であれを実践できる職場づくり」などを目標とした面談である。

（2）勤務制の不適応

育児や子育てのためなどという理由もある。しかし、夜勤に対応できないというケースが多い。

まずは、産休や育児休業制度の実効性を高め、保育制度を導入する。夜勤に対応できない看護師については、病院と福祉施設の地域連携を推進し、例えば、2年間を期間として、特養との交換出向制度の構築などを推進していきたい。

（3）専門性が発揮できない

自己の有する専門性と業務が合わない。専門性を身に付ける職場でない。それなら、専門性を発揮することができる職場づくりをすることである。専門性を形成することができる職場づくりは、医療職を確保するための絶対的要件である。

ところで、専門性は職場づくりによって醸成できるものなのか。専門性は自己研鑽をおいて高めることはできない。隣の庭の芝生は青く見える類いの意識では専門性を高揚する内的動機づけにはならない。

真に専門性を高めるためが退職事由であるとしたら、病院間あるいは診療所との連携を促進して、キャリアアップステージを設定し、一定期間の研修委託や研修受け入れという方式もある。

◎事例5【医師・看護師の転職防止策】

チーム医療を展開している中で、中核のなる医師はむろんのこと、診療の補助を行う看護師の離職による損失はダメージとなる。職員勤続年数と病院の医業の成功度合いには相関関係がある。

(1) リアリティ・ショックの緩和

リアリティ・ショックが退職要因かも知れない。就職前の期待と就職後に経験する現実の間のギャップによって生じる組織への幻滅感と定義されている。初めて社会に出た場合に、誰でも多かれ少なかれ経験する。リアリティ・ショックは、多くの場合、職場生活に慣れ、気分転換方法を見つけることで、次第に緩和していく。しかし、ショックから業務に対する熱意が失われてしまい転職願望に繋がることもある。

医療職のなかでも、看護師はリアリティ・ショックが問題になりがちな仕事の一つとされている。看護学校や看護大学は基礎を学ぶ機関であるが、看護の先端技術を体験することは稀である。臨床実習でも、技術習得には限界がある。患者の権利擁護という観点が重視されていることもあり、学生は補助的なことしか体験できない。

となると、実践したことがない、習ったことがない技術が要求される場では立ちすくんでしまいかねない。

つまりは、プリセプターシップ、ＯＪＴの仕組みを有効に活用して、リアリティ・ショックを緩和し、離職防止に努める必要がある。

(2) 医療機関に対する価値観の変容

患者を診る力より、研究論文が評価される現実に違和感を持つ医師もいる。外来診療や病棟での仕事をこなし、医療系ではない大学新卒の初任給程度という処遇に納得できないまま、アウトプレースメント会社（紹介会社）に転職希望登録をする者もいる。現に、専門医資格が取れる認定病院へ転職するなどということもある。医療事故や医療の質が社会的関心になっていることと無縁ではない。臨床能力を高めないと実践に不安を抱く医師もいる。若手医師が、大学病院では臨床が学べないと敬遠し、紹介会社を利用して都内の総合病院に再就職するケースなどもある。

病院は、医療職のキャリアパスの構築に着手すべき時期がきている。目標による管理、キャリアパスを前提とした配置などのために、医療管理者が医療スタッフと真摯に向き合い、後押しする。こうしたことは医療管理者の責務である。

◎事例6【在宅医療を積極的に進める】

在宅医療は患者や家族に合わせて多様性を容認した医療である。一人一人に十分な時間と手間をかける必要があるが、一人の医療者が多くの患者を診るというわけにはいかない。

病院外での診療である在宅医療は、寝たきりや障害などで通院できない、病気が治る見込みがない終末期で容体が比較的安定している人などが対象である。

患者が自宅など病院外での療養を希望しても、実際には面倒を見る家族の負担や緊急時の対応を懸念し、大半が入院を続けている現実もある。

地域の受け入れ態勢を拡充して患者や家族の不安を除き、病院外医療の普及につなげる必要性がある。

在宅医療を展開するためには医師だけでは対応困難である。在宅医療チームとして、訪問看護や訪問介護などとの連携をとることも必須である。病院医療は医療行為による治癒を目標にしている。在宅医療では、疼痛の管理、症状緩和、家族の精神的なケアやスピリチュアルケアも含む心のケアを行う。

在宅医療には、次のようにいくつか留意することがある。

①24時間365日の診療体制

いつでも連絡し治療が受けられることは重要である。診察状態や病状に応じて訪問の回数を積極的に設定していくことも必要である。

②家族とのコミュニケーション

家族は患者と同様に医療やケアを受ける対象者でもある。

③訪問看護やその他職種との連携

在宅医療は訪問看護と連携している。訪問診療医師と訪問看護師間の連携をとることが重要である。

④治療内容や病状の説明

現状を理解してもらう説明が必要である。

◎事例7【診療費不払い対策】

未回収金の問題は経営を圧迫し、危機的な状態にさえ陥らせることになる。

(1)「医療機関の未集金に関する検討会」(厚生労働省)の考え方

未回収金の発生原因を「生活困窮型」と「悪質滞納型」に分類し、それぞれに対応するための基本方針を打ち出している。いずれの型にしても、事後に未回収金の徴収を行うことは人件費等からしても困難である。

①生活困窮型

生活困窮型に対しては、負担金の一部減免制度、無料定額診療事業などの救済措置が活用できるように、十分な情報提供を行い、医療ソーシャルワーカーによる窓口相談を設ける体制を整備すべきである。

①悪質滞納型

悪質滞納型については、処分も含めた毅然たる態度で臨むべきである。

（2）未然防止策の充実

不払い時を想定した念書、患者本人や家族の連絡先の把握を行うなど未然防止策を充実させる。マニュアルを作成して、徴収強化を図る。未回収金発生の予防策として、高額療養費現物給付制度や高額医療費貸付制度の活用、クレジットカード決済の導入などがある。

◎事例8【赤字病院を黒字に転換】

赤字病院と黒字病院がなぜあるのか。診療保険点数制度では枠を越えて治療行為を行うと赤字となる。病院の収益は、診療報酬規定により単価が決まっている。病床利用率が高い場合には増加は望めない。利益率はコストのかけ方によって決まる。

人件費率が対医業収入比で50％以上になると赤字病院、60％以上になると経営的に困難度が増す。赤字経営の主たる問題は効率性の悪さである。業務の最大値に応じた人員配置をしていると、典型的な赤字経営の体質になる。医療は労働集約型であり、黒字化のポイントは人件費管理である。雇用形態、利益貢献度などを考慮した、給与の支払い方法を検討し、導入する。

◎事例9【病院の業務改善】

業務改善は、トップダウンの命令によって実施することもあるが、職員が自主的にプロジェクトをつくり、改善テーマを決めて活動する「テーマ別改善運動」などは効果が期待できる。職員の意識改革や職場活性化を促すことが、そもそも業務改善の狙いである。

病院経営を安定させるために業務を改善する。これは、当然のことであるが、お題目になりかねない。患者の要望を実現する。患者が納得して医療を受けることができる。こうしたことも業務改善の対象である。利便性を向上させる。これも業務改善のテーマである。

業務改善は3つの視点が必要である。1つは、病院経営に効果のあるテーマを対象にする。2つは、実現可能性があるテーマを対象とする。3つは、医療の質を低下させないことである。

医療の質を維持しつつ業務を改善する。至難なことであるが、安全は全てに優先しなければならない。そもそも患者の命を救うことを医業というのであるから、安全を犠牲にした業務改善はありえない。医師はいらない、看護師はいらないなどということは業務改善ではないのであるが、医師でなくてもできる業務、看護師でなくてもできる業務についてはITなどを活用することができる。そこで、業務改善には、本来業務の質を維持しつつ、周辺業務は簡素化、効率化することになる。

例えば、看護師の本来業務とは何か。看護師の業務は、保助看法によった療養の世話と診療の補助と決められている。患者を看護することは本来業務である。それでは看護の範囲とは何か。看護記録を書くことは看護師の業務そのものである。しかし、医療材料や薬剤の在庫を数える、発注する、こうした業務は本来業務に相当するものではない。そこで、本来業務以外の部分を他職種への移管やIT化を図る。

（1）診療材料のSPD（Supply Processing Distribution）導入

ITの利用は、レセプト処理と経営管理を主目的にしたオフィスコンピュータ（ワークステーション）を使用したものが多い。

流通業者により使用量にあわせて部署ごとに診療材料を小分けにパッキングし、そのおのおのにバーコードカードを添付して、業者の手で各部署に納品する。バーコードカードを取り出した時点で病院の支払いが発生する。そして、バーコードカードはそのまま発注書となり、さらに医事請求にも利用する。

(2) 臨床検査システムの導入

院内で行っていた全検査の見直しをする。検査時間を尺度にして業務改善を行う。1時間未満でできる検体検査を院内で対応し、検査部門のLAN化を行う。1時間以上の検査は外注化し、外注検査会社からネットワークを通じてデータを検査サーバーに自動的に送り込ませる仕組みとする。

(3) 薬剤管理システムの導入

バーコードによって薬品を管理する。取引卸を特定し、薬剤師が在庫管理業務に要する業務量を削減する。発注業務を簡素化し、薬剤師や用度担当職員の業務を削減する。

(4) エネルギー供給の見直し

ディーゼル発電装置によるコジェネレーション常用発電設備を導入する。電力会社からの買電（夜間と非常時のみ）、常用自家発電、非常用自家発電と3系統とする。危機管理体制の強化がはかれ、自家発電による経費削減効果と廃熱を利用した給湯による導入効果がある。

(5) 事務手続の簡素化等

①診療等に関する諸料金規程の改正手続の簡素化

②過誤納金の還付処理の迅速化・簡素化
③収納業務の合理化

（6） 診療待ち時間の短縮化
①再診患者について、コンピュータを活用した予約管理システムを導入等し、時間を指定した予約制とする。
②初診患者に対する予約制を導入する。
③ボランティアの受入れを推進する。

（7） インフォームドコンセントの充実
①医療従事者のインフォームドコンセントに対する認識を深めるために、全医療職員を対象とした研修を実施する。
②患者からカルテの開示請求があった場合は、治療等に悪影響を及ぼすなど事情がない限り開示する。

第3章

病院のヒューマンエラー対策
6つのポイント

1　6つのポイント――仕掛け・仕組み・仕込み・仕分け・指標・始末

病院のヒューマンエラー対策にとって欠かすことができないものがある。それは、「6し」である。「6し」は、仕掛け、仕組み、仕込み、仕分け、指標、始末のことである。6つの用語が、「し」から始まるところから「6し」という。安全性を向上するために、病院ぐるみで6つの「し」を基盤とした職場管理を実践するということである。

ポイント①　仕掛け…仕事の仕方であり、職員の行動の仕方
ポイント②　仕組み…方法、手順などを考え企てること。つまりは危機管理計画を樹立すること
ポイント③　仕込み…安全を教え込むことであり、躾けること
ポイント④　仕分け…安全性を向上させるための分類であり、区分
ポイント⑤　指　標…経過と成果のための目印であり、数値化して管理すること
ポイント⑥　始　末…結果責任

2　「具合の悪い状態」を作り出さない【仕掛け】を作る

仕掛けとは、やり方であり、行動に出ることであり、用意さらには装置のことである。ヒューマンエラー管理とは〝待ちの管理〟ではない。起こってから何をすべきかではなく、起こる前に何をするのかが問われる。ヒューマンエラー管理は、先手必勝の攻めの管理でなければならない。仕掛けの意味のひとつは、行動に出ることであるが、仕掛けに言う行動とは安全を確保するために攻撃をかけることである。

思いもよらないクレームもあるが、ヒューマンエラーをクレーム、トラブル、事故に直結させないために

は不具合な状態を作り出さないことである。仮に、クレーム、トラブル、事故が発生した場合には、先手の対応が必要である。

◎好感度な挨拶

クレーム、トラブル、事故を発生させない対応の初手は、好印象を与える職員の挨拶である。

挨拶は応対礼であり答礼である。礼の基本とされている「三息（みいき）の礼」は、「吸う、吐く、吸う」の呼吸動作である。吸う息で屈体し、吐く息で間をとり、吸う息で身体を起こす、これが三息の低頭である。呼吸がともなわないお辞儀は、息吹がない動作だけの礼ということになりかねない。礼の大本は、「恭敬愛」にある。恭は礼儀正しい慎みであり、敬は他人を尊んで自分の挙動を慎むこと、愛はいたわりである。

心を表現する容が挨拶である。形ではなく容（かたち）である。心に思ったことを身体の部位で表したものが、心の容である。見た目の美しさを見目麗しいという。

お持てなしの容は身体全体で表すことが求められる。足は大地をしっかり踏み前方に向け（重　ちょう）、頭は真っ直ぐ立てる（直　ちょく）。そして、目と声で誠実さを表現する。目はきょろきょろしないでやや見開きかげんで真正面を涼やかに（端　たん）、声は穏やかに落ち着いて（静　せい）表現する。

容を作り出すためには、心に芯がなければできない。「うやうやしい」（粛　しゅく）であり、心の芯である。お辞儀の礼にしても、うなじと背筋を真っ直ぐに、息をつめず、胸を張らないようにする。これは、形式を尊んでいるようではあるが、相手との心の途切れがないようにする容（かたち）であり、無駄を省くコツである。

3　ヒューマンエラーをなくす【仕組み】を作る

仕組みとは、ものごとの組み立て方であり、計画のことである。先手必勝とは言っても闇雲に行動することではなく、計画ありきである。

◎必ず起こるヒューマンエラーにどう向き合うか

（1）ヒューマンエラーにどう向き合うか

ヒューマンエラーは必ず起こる。ヒューマンエラーを事故に結びつけないためにヒューマンエラーに関する対策が必要である。対策を計画化するためには目標を設定しなければならない。理論倒れの、現場と乖離した企てでは計画倒れに終わることを肝に銘じておきたい。

医療やケアの品質を損なわないためには、品質管理に関する計画化そして目標の設定が必要である。参考として、製造業の品質管理について例示をする。次のような品質管理に関してデミング管理と言われている以下のポイントがある。

■デミングの14のポイント

①製品やサービスの改善目的の一貫性
②新しい考え方の採用
③品質を達成するための検査への依存廃止
④価格は質を示唆しないことの周知
⑤生産とサービスのシステムを常に改善

⑥職場現任教育の制度化
⑦リーダーシップの発揮
⑧効果的に仕事をするために恐怖感を除去（飴とムチ）
⑨部門間の障壁をのぞく
⑩計画がないスタッフのスローガン、訓戒、目標を排除
⑪数字による割り当てや管理目標を排除
⑫技量の誇りを大切にする
⑬教育と自己改善の積極的なプログラムの開発
⑭組織の全員が変革に参加する

（２）患者・家族のクレームに対応する

思いもよらないクレームもあるが、患者のクレームの多くは職員のヒューマンエラーが要因である。患者・家族がなぜ、怒るのか。クレームの対応次第では訴訟に発展する場合もある。クレームに真摯に向き合わず大事になる場合もある。また、事実を隠蔽し、謝らないために大事に発展するケースもある。失敗を教訓にする謙虚さがないとしたら訴訟は増えることになる。

医療過誤訴訟を提訴する理由は、３つに括ることができる。

①何が起こったのか事実を知りたい
②素直に謝って欲しい
③他の人に自分たちと同じことが起こることを防ぎたい

病院あるいは医療スタッフが患者や家族に真摯に対応していれば事前に解決できることも多い。間違いを

起こしたことを正直に告げて誠実に謝罪し、病院側が取った処置について説明し、今後同種の間違いを起こさないように真摯な姿勢を示すことによって、訴訟ではない解決に至ることがある。

（3）人間関係のよじれ

「理解してくれない」「誤解された」「約束どおりではない」「期待したことと違う」――こうした気持ちがクレームを誘発する。コミュニケーションギャップがクレームの誘引となる。

コミュニケーションギャップがなぜ起こるのか。コミュニケーションを円滑にするキーワードは、スピーカーズ・リスポンシビリティである。相手の理解を得るのは話し手次第であり、話し手に責務があるということである。相手を理解するというのは相手の知識、経験、能力、性格、態度、価値観などを知ることでもある。

患者の理解を確認するために伝達方法にも一工夫が必要である。表現法、口調、伝達技術、媒介、時期などを工夫してコミュニケーションを円滑にしなければならない。

（4）固有の権利として受益権がある

患者は固有の権利として、受益権としての医療を要求することができる。その意味から、公開（インフォームドコンセント）、根拠（エビデンス）、即時対応（デリバリー）および倫理遵守（コンプライアンス）が求められている。

インフォームドコンセントは、単に伝えるという行為ではなく対話が必要とされる。話す、聞く（聴く、利く、効く）、説く、そして納得を確認することで合意が形成できる。エビデンスには法的根拠、科学的・理論的根拠、組織的根拠、倫理的根拠そして全人的根拠が必要である。コンプライアンスには、遵法や倫理実践の視点が求められるが、虚偽や秘匿が許されないだけではなく不作為も否定される。

(５)サービスの質を変える

医療分野のサービスは、通常のサービスと同様の市場原理が働かないと考えられてきた。

第一は、情報の非対称性である。医師と患者とでは持っている情報量に大きな格差があり、患者は自らサービスを選択することは困難であり、医師から一方的にサービス提供を受ける存在とみなされる。

第二は、需要構造の特殊性にある。生命あるいは健康に直接的に結びつくサービスであるから基本的に公的保険が適用されている。これは、一定の給付が保証されることから需要が価格によって左右される要素が低い。

第三は、医療における平等原則である。医療サービスは貧富の差に関係なく、一律しかも平等に提供されるべきだと考えられている。

第四は、一般の経済原則だけでは処理できない問題がある。稀にしか発生しない疾病のためにも設備や人材の確保が必要になる。

(６)ヒヤリハット活動

安全第一の意味するところは無事故である。工場勤務者の執務心得として「弁当、交通費と怪我は自分持ち」と諭された時代があった。これは、使用者に怪我の責任がないということではない。「怪我は自分もち」とは、仕事に怪我はつきものであるから十分に気をつけろということである。この教えは「注意一秒、怪我一生」に通じる。

ＫＹＫといわれるものがある。Ｋとは危険、Ｙとは予知、そしてＫは活動の頭文字をとったものである。

危険予知活動のことである。ヒヤリとしたこと、ハッとしたことを無事故のための教訓にするという活動である。ヒヤリハット活動とは、無事故つまり安全を追い続ける後手の活動ではない。無事故で安全な状態を維持し続ける活動、いわば安全のための先手の活動である。

◎ヒューマンエラー教育

どのようにヒューマンエラーに対応するか。日本看護協会（会員概数50万人）は2000年に看護記録整備のノウハウなどを盛り込んだ「看護記録の開示に関するガイドライン」を発表している。

①前もってこれから行う処置やケアを書いてはいけない

②実際に見ていない患者の記録をしない

③ケアに関係ない攻撃的な表現をしない

これがガイドラインである。

（1）インシデント&エラー

インシデントは、教育用語あるいはマネジメント用語では出来事であり、「偶発事象」を指している。出来事であるから患者に傷害を及ぼした事例および患者に傷害を及ぼさなかった事例も含まれる。しかし、日本の医療現場においては傷害を及ぼさなかった事例を「インシデント」といい、患者に傷害を及ぼした事例を「アクシデント」と区別して使用することが多い。

適切な処理が行われないと事故となる可能性のある事象がインシデントである。インシデントを適切に処置しないと、傷害が発生し「アクシデント」となる。ヒヤリハットもインシデントに包含される。

事実を報告する書式を「ヒヤリハット報告書」といい、情報を把握し分析するために記載された報告書をインシデントレポートといって区別している現場もある。ヒヤリハットもインシデントも事故にならなかったという視点からすると、飛行機が危うく事故に遭遇しかねなかったという観点からみた「ニアミス」と表現している現場もある。

エラーとは人の誤り全般を指し、ミステイクとスリップが含まれる。ミステイクは、意識的に不適切な目標を選んでしまう誤りをいう。スリップは、目標を行為に移す過程で無意識的に発生する目標とは異なった行為のことである。エラーの一形態が「誤認」である。実際に存在しないものを認識し、存在するものを正しく認識できないエラーである。言語の聞き間違い、文字や表示の読み違い、機器のデータの読み違い、手慣れた業務における勘違い、認識違いなどが誤認である。

エラーかどうかの区別として、ＡＤＲｓ（Adverse Drug Reactions「薬剤副作用（反応）」とMedication Errors「薬剤エラー」を例示する。薬剤副作用（反応）はＷＨＯが「予防、診断、治療などの目的で、薬剤を常用量、適切に使用したにもかかわらず、発現した有害な反応」と定義している。防止不可能な薬剤事故（Non-Preventable ADEs）のことをいうからエラーは存在しない。薬剤エラーは対象への傷害の有無に関わらず、薬剤の処方、転記、調剤、与薬の過程で生じるエラーである。インシデントとアクシデントの両方の概念が含まれているし、防止可能な薬剤事故（Preventable ADEs）も包含している。

◎ヒューマンエラー教育の意義

ヒューマンエラー教育の目的は２つある。第１は、患者の固有の権利である安全保障であり、第２は病院及び個人の損害の防止にある。

医療スタッフにとって病院は職場であるが、患者にとって病院とは「戦いの場」である。ヒューマンエラー教育を推進するにあたり、「患者にとって病院とは戦いの場である」ことを片時も忘れてはならない。この視点をスタッフ全員に共有させることが教育の本質である。そして、ヒューマンエラーは発生させた当事者だけの問題ではなく、医療スタッフ全員のものとして再発を防止するための具体的対策を講じることにつなげなければならない。

①患者の特性（個別性）を把握する

基本（基準や手順書）をもとに、細やかに患者を観察する。思い込みや慣れで業務を進めると事故につながりやすい。基本を忘れず、些細な疑問でも必ず解消してから次の行動に移る習慣を身に付ける。

②緊張感と集中力をもつ

緊張感と集中力によってミスの発生が減少する。スタッフ自身が心身ともに健康で、ストレスをためず、常にリフレッシュを心がけることも大切である。

③アレルギーを乗り越える

ヒヤリハットを報告すること自体に抵抗が付きまとうものである。上司や安全委員会等からあれこれ聴取され挙句に叱られることにでもなったら不快極まりない。こうしたことがアレルギーとなって事実どおりのヒヤリハットを報告がなされないことがある。ヒューマンエラー教育にはアレルギーを乗り越える雰囲気づくりが欠かせない。

ヒューマンエラー教育は、患者が不快感を抱かないために必要であり、患者の安全を守り医療の質を確保していくために重要なことである。それだけではない。ＣＳ（患者満足度）とＥＳ（職員満足度）は不可分である。スタッフ自身の法的な立場を擁護し、スタッフの心身の安全を守ることにもつながる。

ヒューマンエラー教育は職員にゆめゆめ犯人探しの印象を与えてはならない。ヒューマンエラーの真の原因を究明し、ヒューマンエラーの未然防止や事故防止のためのシステムとして構築する必要がある。ヒューマンエラーが患者または家族からの苦情中立の対象になることがある。例えば、治療費の内訳、預かり金の残高等に納得できない等の不満や訴えは職員のヒューマンエラーの結果であることが多い。

④当事者一人だけの問題ではない

ヒューマンエラーが発生した時点では当事者の心は動揺し、ヒューマンエラーの原因究明にまで気が回らないのが常である。しかし、ヒューマンエラーの事実関係を究明することは、難しい。ヒューマンエラーの当事者の言い分や目撃状況を詳細に聞き取ることは必要であるが、当事者は一人だけではないということを全員が認識できる教育推進が望まれる。

◎事故発生時の管理体制

医療の全てのプロセスにおいて、ヒューマンエラーが発生する可能性がある。ニアミスが起きたときはすみやかに予防対策の見直しをする。ヒューマンエラーを防止するためには、各部署及び職員個人が、ヒューマンエラー防止の必要性や重要性を、自身の課題と認識してヒューマンエラーの防止に努め、防止体制の確立を図ることが必要である。

ヒューマンエラー発生時は情報の管理は重要である。情報の統一性、正確性を維持する。上層部より現場への情報の徹底、現場より上層部への正しい報告、職員相互の情報伝達等を実践する。官庁、マスコミに適切に対処する。ヒューマンエラーはスタッフ個人の責任にのみ帰する問題ではない。組織的に対応していかなければならない。組織と個人の意識改革が、ヒューマンエラーを防ぐ基本である。

人は誰でもミスをする。熟練、非熟練を問わず事故は起こる。ミスしたスタッフを処罰することではヒューマンエラーは防げない。ヒューマンエラーを起こしたシステムを改善し、スタッフの意識を改革する。そこでインシデントレポートの活用を誤ってはならない。インシデントレポートは罰則や人事考課に用いないという保証体制を確立する。些細なことでも報告することが思わぬ潜在危険に気づくものであるという認識を促進させることができる。

4　安全とは何か、安全でない行為とは何かを教え、【仕込み】をする

仕込みとは、教え込むことである。安全とは何か、安全でない行為とは何かを教えることである。安全でない行為やしてはいけないことをしたら注意を与えて導き、諭さなければならない。

仕込みはなぜ大切なのか。酒造りの仕込みは三磨きと言われ続けてきた。米を磨く、水を磨く、技を磨く。米の磨き方によって大吟醸や純米など種別が決まるし、水に不必要な不純物が混入しているようでは旨い酒は造れない。そして、酒造りの技は何にもまして重要である。

安全の仕込みには「5S」がある。仕込みとは仕付けでもあるから「5S」を次の観点で推進する。整理、整頓、清掃、清潔の4つのSそれぞれについて習慣化（5つめのS）するということから5Sという。主眼になるものは定位置定収納定量、先入れ先出し、定所定時定手順定人である。

定位置定収納定量は、取り出したい所に取り出したいものがあるということである。通路に物が置かれているなどというのはもってのほかである。先入れ先出しは新鮮度管理であるが、古い物と新しい物が「ごちゃまぜ」になっていない状態でもある。掃除は、清潔度管理である。場所を特定し、掃除をする時間と手順を定め、しかも誰がするのかを明確にする。

◎「良い病院づくり」

病院の良し悪しに関する調査は数多くある。良い病院のベスト1は「親切」である。これは、現実には親切とは言いがたい対応があるからに違いないし、病院に対して親しみを感じられないからであろう。

今や電子カルテの時代である。医者はコンピュータの画面や画像に集中しがちである。いきおい、患者との会話も少なくなる。親切の前提は、会話の促進、人手による血圧測定などヒューマンな要素にある。

そこで、最先端の技術を活用しつつ、患者に親しみを感じていただくことが求められている。受付から会計まで患者をベルトコンベアに乗せて時間短縮をしても親しみからは程遠い。今や、全ての病院は待ち時間の短縮に取り組んでいるが、親切を加味した対応をして「良い病院づくり」を志向しなければならない。効率化が先行すると、待ち時間は減った、しかし、サービスの質は悪くなったとなりがちである。

親切とは何か。フローレンス・ナイチンゲール（Florence Nightingale）の看護覚え書を引用しよう。ナイチンゲールは、1820年5月12日にイタリアのフロレンスで生まれる。ナースになりたいと決心してから、実際にナースとして臨床現場に立つまでの間に15年という歳月が経っていた。その間、ナイチンゲールは、自分なりの学習を積み重ね、多くの施設を見学し、統計表に目を通し、患者がおかれた実態を把握した。さらにクリミア戦争での実体験を経て、ナイチンゲールは看護の本質や原理を明確化した。クリミア戦争での兵士達の死の原因を不衛生からくる「予防できるはずの病気」にあったと考えた。

ナイチンゲールの率いるナース達が、病気の兵士の生活と衛生の改善をした結果、スクタリの英国陸軍病院の死亡率は、半年で42・7%から2・2%に減った。

その後クリミア従軍から帰って3年後の1859年に「看護覚え書（Notes on Nursing）」を著した。看護の定義は、「看護覚え書」（初版は1859年）に書き記された。「病人の看護と健康を守る看護」の中で「病気の看護ではない、病人の看護である」と明言している。看護そのものと医学との違いの一つであると記述している。

看護がなすべきこと、それは自然が患者に働きかけることができるように、最も良い状態に患者をおくことである。看護とは、新鮮な空気、陽光、暖かさ、清潔さ、静けさを適切に整え、これらを活かして用いること、また食事内容を適合させて、適切に提供することである。全てを患者の生命力の消耗を最小にするように整えるべきである。

例えば、換気と保温、家屋の衛生、こまかな配慮、物音、食事、ベッドと寝具、光、部屋の壁の清潔、身体の清潔、安易な期待や忠告を言う病人の観察、これらは全て看護の範囲であると述べている。ケアには療養環境を整えることも含まれているという主張である。

看護覚え書は真の親切とは何か鮮やかに描き出している。

◎真に患者の求めるサービスか

医業において、最も重要なことの1つは、真に患者が求める医療とは何かである。過剰な医療需要を防ぐとともに、更なる医療サービスの質を確保し、効率化を図り、真に患者が求める医療を提供することが必要である。

そのために、3つのことが求められる。第一は、患者本位のサービスを志向した医療の効率化を目指す。第二は、患者にとって満足度の高い医療サービスをできる限り低いコストで提供できるようにする。第三は、安心と生活の安定を支えるセーフティネットづくりである。

安心感があり、効率性、透明性、公平性が確保された医療を実践することである。こうしたことを実現しない行為や対応は、すべからくヒューマンエラーになると言って過言ではない。

◎サービスの推進

安心できる医療サービスを実践するためには、ＥＢＭ（根拠に基づく医療）が最も重要である。診療ガイドラインの作成やデータベースの整備がこれに続く。カルテの電子化やレセプトへの主病名などの記載は、体系的な医療情報の処理や分析のために必要不可欠である。

また、日本医療機能評価機構を含む第三者機関による医療評価も欠かせない。日本医療機能評価機構による評価の内容は、医療機関の組織システムに関するものが多いが、今や、真に患者が知りたい医療サービスのメニューなどの評価に焦点が当たりつつある。「それは、院内で真に患者が知りたい医療サービスのメニューか」という問い掛けを行う時期がきている。

5　安全性を向上させるために安全な行為と安全でない行為を【仕分け】る

安全性を向上させるための分類であり、区分である。

ヒューマンエラーの仕分けは何と言ってもヒヤリハット対策である。ヒヤリハットは、危険を予知する訓練の事例でもある。
①職場や業務の中に潜む危険要因と、それを引き起こす現象を危険なこととして予知する。
②職場または業務の状況を描いたイラストを使って危険を予知する。
③職場で現物を認識させ、業務をしてみせながら危険を予知する。
④職場小集団で本音の話し合いをして、考え合い、分かち合って危険を予知する。
⑤危険ポイントや重点実施項目を指差唱和・指差呼称で確認して危険を予知する。
⑥事故が発生する前に危険を予知する。

◎**経験値と経験知**
ヒューマンエラー体験から導き出された経験知がある。

①算式のマジック

（99－1）≦0

この数式は負への転換を意味する。他が全てＯＫでも事故が発生したら負の評価を受けることになる。

（0＋1）≧0

この算式は、正への期待である。他の全てが期待どおりでなかったとしても、安全に対する配慮がなされていて、現実に安全が確保されていたなら一定の評価を受けることができる。この算式は、安全は全てに優先する、あるいは、安全第一の思想の根底である。

②ハインリッヒの法則

1：29：300

第1章でも触れたが、ハインリッヒの法則で良く知られている算式である。1は重大事故、29は軽微事故、300はヒヤリハットの件数である。

ハインリッヒの法則とは1930年代に提唱された災害事故防止論である。ハインリッヒはアメリカ労災保険会社の研究部長であったが、50万件以上の労働災害事例の分析を行った。1つのアクシデントの陰には29のインシデントがあり、さらにその奥には300の危険・ニアミスがあったというものである。

③バード分析

1：10：30：600

この数値はバード分析と言われている。

バードは、1969年に約175万件の事故分析を行い、重症災害1件に対し、軽症災害が10件、物損事故が30件、インシデントが600件発生していたと報告している。災害を防ぐためにはその奥にあるインシデント、イレギュラリティに対する対策が必要ということになるという指摘である。

◎過誤と過失

担当領域に関して専門知識がないために起こるエラーは誤りには違いないが過失である。

過失は点検や検査が不適合あるいは不十分な場合も該当するし、申し送りや申し受けの連携や調整が不十分である場合も過失となる。過失とは注意を欠いていて結果の発生を予見しなかったことをいう。

①判断と決断の誤り

概念や推理とともに思考の根本形式が判断である。ある物事について自分の考えをこうだと決める際に誤りが起こる。決断はきっぱりと決めることである。判断には尺度や基準が必要になるし、決断には強い意志が欠かせない。

②設備・機器の操作技術の誤り

時には操作手引きが間違っている場合もあるが、多くは手引きと異なる操作をしたためにエラーが発生する。

③パス、バリアンス、パニック値設定範囲の誤り

工程表がパスである。工程上の基準値から乖離したものがバリアンスである。許容できるバリアンスを逸脱したものがパニック値である。

⑤設備・機器に関する知識不足による過失

専門知識が欠落していたために起こる過失である。

⑤日常の点検や検査が不十分であるための過失

点検や検査が不適合の場合に起こる過失である。

⑥他の専門職との調整不十分による過失

連携が不十分であるために生じる。

◎体験から学ぶ

ヒューマンエラー対策は経験からも学ばなければならない。組織の学習能力を高めるためには2度と同じ失敗をしないための体験学習が欠かせない。体験学習は、感情、思考、価値、欲求、行動について一定の手順を踏んで学ぶことをいう。体験学習には4つの段階がある。

①Experiencing（経験）は具体的経験（Do）であって、チーム内で起こったことで全員が共有しうる学習の素材となる事柄である。

②Identifying（指摘）は思慮深く観察（Look）して、経験したことを思い起こして、その特殊な部分を選択することである。

③Analyzing（分析）は観察した結果について思考（Think）して、抽出された事象についてのデータを理解するために、背後にある流れを見きわめようということである。

④Hypothesizing（仮説化）は抽象的概念化であり、何が起こったのか、今後どのようなことが起こり得るのかの仮説を立てることである。仮説を新しい状況に適用（Grow）することも欠かせない。

Identifying（指摘）、Analyzing（分析）、Hypothesizing（仮説化）の3つの段階を「ふりかえり」という。

6 ヒューマンエラー防止対策を進めるための【指標】を作る

ヒューマンエラー対策のガイドラインは、経過と成果のための目印であり、できる限り数値化する。

ヒューマンエラーの多くは、行動の基準が不明なことによって生じる。基準が必要な理由は、比較して考

プロセス	要因１	要因２	要因３	要因４
知覚ミス	知覚不能	知覚困難	錯誤	幻覚
選択ミス	先入観で除去	習慣的除去	重要情報に集中	編集間違い
判断ミス	無判断	判断間違い	予測間違い	時機間違い
決心ミス	無決心	投機的決心	決心遅れ	早すぎる決心
操作ミス	無操作	習慣操作	操作時間不足	過剰操作
照合ミス	無照合	照合時間不足	照合時間過剰	不適合照合
記憶ミス	記録なし	誤った記憶	忘却	応用能力不良
外乱ミス	意識喪失	意識混濁	退屈・単調	順序の乱れ

えるための拠り所になるからである。目安、尺度、原点なども基準である。

基準を管理&運用するためにはカテゴリーごとになすべきことを共有する必要がある。

①Standard…判断、比較のための基準である。moral standards（道徳的基準）などと使う。

②Criterion…判断、評価のための標準、基準および尺度である。それを決めるためには１つのCriterionでは不十分である、などと使う。

③Basis…知識、体系の基準を言う。

④Normal…基準以下、基準以上などと使う。

⑤Canon…行動や思想などの規範や規準として、the canons of good behavior（行儀作法の規準）などと使う。

⑥Bench mark…価値判断の基準として　up the mark（基準に達して）などと使う。

◎安全を確保するための基本動作

ある業務を遂行する場合にスタッフが誤った行動をしないで、効率よく行うためにあらかじめ定められた動作を基本動作という。人間はミスを犯すものである。ミスを犯したことがない人間などいるはずがない。それゆえにミスを犯しても安全が確保されなければならない。その基本中の基本が、全てのスタッフが基本動作をすることである。

◎仕種のガイドライン
仕種とは、物事をするときの動作や表情である。仕草は、「科」とも書き、舞台における俳優の表情、動作および所作のことである。病院が、診療科を「内科」などといい、管理者を「科長」と呼称しているのは、勤務する専門職を医業の俳優と見立てているからであるという認識に立って、医師や看護師など医療スタッフの表情、動作および所作を紀律する必要がある。

7 医療事故についての〝事の次第〟を明らかにする【始末】をつける

始末は、そもそもはじめとおわりである。終始や首尾というとおりである。決りをつける、整理をする、処理することである。事故に対して事の次第を明らかにする。良くない結果については結果責任を明確にすることである。何しろあの始末だ、始末が悪い病院だ、などという評判が立ったら一大事である。

医療事故には6つの対策がある。

育成による対策、業務上の対策、運用面の対策、情報管理対策、組織体制管理対策および規定化による対策である。
①育成による対策…手本教示、立ち合い、個別指導、教育訓練、指導強化、安全意識指導、機器操作の取り扱い指導、不適合箇所再指導、注意喚起、個人面接および指導者に対する指導がある。
②業務上の対策…業務方法の変更、業務方法の見直し、業務方法の点検、マニュアルの整備、チェックリストの整備および業務の看視などがある。
③運用面の対策…装置の購入、装置の導入、装置の検修、装置の見直し、検査機器に対する検修の見直しな

どがある。
④情報管理対策…ヒヤリハット情報、指示命令の徹底、報告事項の確認、事故状況の詳細な調査実施および事故事例研究などがある。
⑤組織体制管理対策…緊急会議の開催、新組織の設置、役割分担の明確化、研究会の開催がある。
⑥規定化による対策…業務マニュアルの見直しや修正および新規規定の策定などがある。

（1）仕付ける

仕付けとは、躾とも書くとおり礼儀作法を身に付けさせることである。患者や家族のクレームや不満の多くは、職員の尊大な態度や見くびった物言いが要因である場合が実に多い。専門職である前に、「一人の人間として行動」しているかが問われる。躾は、仮縫いや田植えのことでもある。縫い目を正しく整えるために仮にざっと縫いつけておくことが仮縫いで、稲の苗を縦横を正しく、曲がらないように植えつけることを田植えという。

（2）評価する

「標準手順どおりに行ったがミスやニアミスがでた」「標準手順どおりに行わなかったがミスやニアミスがでた」「標準手順どおりに行わなかったが上手くいった」という事例がある。それぞれの事例についてどのように対応するのか、対応策を提示しておきたい。

事例1「標準どおりに行わなかった。ミスが生じた」
なぜ、そのような手順でしたのかを確認する。

マニュアルがあることを知っていたのかを確認する。知っていた場合は、重大事故につながるために手順書の重要性を説き、十分に理解させる。知らなかった場合は、手順書を見せ、もう一度勉強させる。ミスを踏まえ再度、チーム全員で手順書の重要性を話し合う。

事例2「標準どおりに行ったがミスが生じた」

業務内容を点検し確認する。

ミスを分析して原因は何かを考える。

手順書が現状と合致しているのかを確認し、手順書の見直しをする。

事例3「標準どおり行わなかったが、業務は上手くいった」

本人になぜ標準どおりに実施しなかったのかを確認する。標準手順書があることを知っていたのかを本人に確認する。知っていた場合は、マニュアルの重要性を認識させ手順どおり行うように指導する。知らなかった場合は、標準手順にしたがって再教育する。

安全性、効率化を踏まえて標準手順書を見直し手直しする。

第４章

人と組織のリスクをマネジメントする・実践10のルール

1　病院の組織ぐるみの危機管理に役立てたい「ＨＩＥＲＡＲＣＨＹ《ヒエラルキー》」の法則

病院の危機管理のためには、理事長そして病院長をトップとした病院ぐるみの組織的対応が欠かせない。本章は、病院ぐるみの組織的対応について述べたものであるが、ヒエラルキーのことを直接的な対象としてものではなく、ＨＩＥＲＡＲＣＨＹの英字7文字それぞれの頭文字に合わせて、病院の危機管理を綴ったものである。

■病院の危機管理のキーワード〝HIERARCHY（ヒエラルキー）〟の中身

①「Human」…人間関係
②「Informedconsent」…合意形成
③「Evidence」…言動の拠り所
④「Relation」…関係性
⑥「Ability」…能力
⑦「Readiness」…準備万端
⑧「Compliance」…遵守
⑨「Headship」…首長性
⑩「yield」…生む

2　リスクは〝患者とその家族との人間関係〟に潜んでいる！……「Human」

患者および家族との人間関係のうち、最も留意しなければならないことは、2つある。1つは、人権を擁護することである。2つは、正しい情報を得た（伝えられた）上での合意である。

（1）病院の信頼を一瞬で失う致命傷は「人権侵害」

病院運営において人権を無視する行為が発生すると致命傷になりかねない。

人権とは、人間らしく生きるための具体的な多くの権利の集合体である。具体例としては自由権、社会権、生存権、そして第三世代の人権などがある。2000年に「人権教育・啓発推進法」ができ、これを受け2002年には「人権教育・啓発に関する基本計画」が策定された。

何人も人権は尊重されなければならない。人権を否定する行為は排除しなければならない。例えば、採用試験において親の職業を尋ねるとか、本籍地を聞くなどという行為は「謂れのない差別」の発露になりうる。かつて、運動靴の宣伝文句が人権を侵害したとして謝罪広告を出した企業がある。それは、「歩くから人間」というコピー文であった。人間は歩くし、駆ける。歩くときも駆けるときも靴を履く。何のことはない。しかし、機能障害あるいは機能欠損から歩けない人間がいることに思いが至っていない。「私達には人権を無視する考えや意識などありません」では世間は通用しない。人権を無視する意識はないでは済まされない。人権の否定あるいは人権の侵害に当たるのではないか、ということに注意を払うためには、病院運営を見直す姿勢と謙虚さが求められる。

人権は、法的には自然権としての性格が強調されて用いられている場合と、憲法が保証する権利の同義語として理解される場合がある。18世紀に市民革命が起き、1776年に米国でバージニア権利章典、1789年には（フランス革命でフランスの暴力的な絶対王政を倒しつつ）『人間と市民の権利の宣言』が成立した。国際連合によりウィーンで1993年6月に世界人権会議が開かれ、その成果は「ウィーン宣言及び行動計画」としてまとめられた。ウィーン宣言及び行動計画は第1部第5節において人権の性質について、人権の固有性、人権の不可侵性、人権の普遍性、人権の不可分性および人権の相互依存性を規定した。

１９４８年12月10日、国際連合は世界人権宣言を採択して宣言した。これは国際社会における人権の基本原則である。１９６６年12月16日に、世界人権宣言に法的拘束力を与えるため、国際連合は国際人権規約（経済的、社会的及び文化的権利に関する国際規約及び市民的及び政治的権利に関する国際規約）を採択した。世界人権宣言の具体的な実現のため、国際連合は国際人権規約以外に人権に関する諸条約を制定している。また欧州評議会は「人権と基本的自由の保護のための条約」を、米州機構は「米州人権条約」を、アフリカ連合は「人及び人民の権利に関するアフリカ憲章」を制定し、人権の国際法上の保障のために人権裁判所を設置している。

日本国憲法は、国民主権（主権在民）、平和主義とならび、基本的人権の尊重を三大原則としている。基本的人権とは、人間が、一人の人間として人生をおくり、他者との関わりを取り結ぶに当たって、決して侵してはならないとされる人権のことである。全ての人間が生まれながらにして人権を持つ。基本的人権は、生命、財産、名誉の尊重といったような個別的具体的な権利の保障へと展開することが多い。このため、体系化されているさまざまな権利を総称して「基本的人権」ということもある。

（２）新しい人権にも配慮を

新しい人権についても配慮する必要がある。

①包括的基本権（日本国憲法第13条）より導き出される

人格権　プライバシーの権利　肖像権

環境権

日照権

交通権
自己決定権
被害者の権利
②日本国憲法第21条より導き出されるとされる
知る権利
アクセス権

（3）法人の人権問題
法人において発生させてはならない人権問題がある。
セクシャルハラスメント
パワーハラスメント
リストラ教育
退職強要
サービス残業
過労死
過労自殺
退職後の競合禁止
法人ぐるみ選挙（特定候補への投票強要）
思想選別
言葉の暴力

ブラッドタイプ（血液型占い）ハラスメント
アルコールハラスメント

（4）病院の人権
病院内で発生させてはならない人権問題がある。
入院患者・入所者に対する虐待（身体の束縛・監禁・暴力など）
管理者による職員へのいじめ（罵声・暴言など）

世界人権宣言第29条は民主主義的社会での義務と道徳について、同30条は宣言に定められた権利を破壊する権利を禁じている。国際人権規約の自由権規約の第19条は表現の自由について『格別の義務と責任』を持って行使されることを明記し、同第20条は差別や暴力をそそのかす国民的、人種的、宗教的憎悪の提唱を法律で禁止することを規定している。

権利には義務と責任が不可分であり、乱用は許されず、他人の人権の保護と促進が重要であるという観点から、国際連合教育科学文化機関は１９９８年に世界人権宣言採択50周年を記念して『人間の義務と責任に関する宣言（en:Declaration of Human Duties and Responsibilities)』を採択した。

3　患者との合意はきちんと形成されているか……「Informed consent」

Informed consentとは、「正しい情報を得た（伝えられた）上での合意」を意味する概念である。例えば、次のとおり。「治療法などについて、医師から十分な説明を受けた上で、患者が正しく理解し納得して、同意することです。医師は平易な言葉で患者の理解を確かめながら説明します。患者は納得できる治療法を選択し、同意します。医師が治療法を決めるのではなく、かといって患者にすべてを決めてもらうのではなく、ともに考える医療です。医師の説明を理解し納得して、治療法に同意できる場合、同意書を出してもらうことになります」

医学的処理や治療に先立って、それを承諾し、選択するのに必要な情報を医師から受ける権利であり、人権尊重上重要な概念である。承諾し、選択するために必要な情報を受ける権利であり、人権尊重上の重要な概念である。

特に、医療行為（投薬・手術・検査など）や治験などの対象者（患者や被験者）が、治療や臨床試験・治験の内容についてよく説明を受け十分理解した上で（informed）、対象者が自らの自由意思に基づいて医療従事者と方針において合意する（consent）ことである。

単なる「同意」だけでなく、説明を受けた上で治療を拒否することもインフォームドコンセントに含まれる。説明の内容としては、対象となる行為の名称・内容・期待されている結果のみではなく、代替治療、副作用や成功率、費用、予後までも含んだ正確な情報が与えられることが望まれている。患者・被験者側は、納得するまで質問し、説明を求めなければならない。

（1）インフォームドコンセントの概念

インフォームドコンセントは、従来の医師や歯科医師の権威（パターナリズム）に基づいた医療を改め、患者の選択権・自由意志を最大限に尊重するという理念に基づいている。「説明・理解」と、それを条件にした「合意」の、いずれも欠けていないことが重要である。「合意（consent）」とは、双方の意見の一致・コンセンサスという意味であり、必ずしも提案された治療方針を患者が受け入れるということを意味しない。

医療従事者の提案を拒否することも含まれる。

患者が「全部お任せします」といって十分に理解しようとせずに署名だけするような態度や、医療従事者が半ば説得して方針に同意させるような態度は、不十分なインフォームドコンセントである。患者が充分な説明の元で治療方針を「拒否」し、医療従事者側がそれを受け入れた場合、これは充分なインフォームドコンセントである。説明する側は医療行為の利点のみならず、予期される合併症や、代替方法についても十分な説明を行い、同意を得る必要がある。また、同意はいつでも撤回できることを条件とすることも重要である。こうすることで初めて、自由意志で治療または治験を受けることになる。

（2）なぜ、インフォームドコンセントが必要なのか

臨床試験／治験についてインフォームドコンセントの必要性を勧告したヘルシンキ宣言は、ナチス・ドイツの人体実験への反省から生まれたニュルンベルク綱領をもとにしている。

日本では、1990年1月の日本医師会第Ⅱ次生命倫理懇談会「『説明と同意』についての報告」、1996年日本医師会第Ⅳ次生命倫理懇談会「『医師に求められる社会的責任』についての報告」に始まり、1997年（平成9年）の医療法改正によって、医療者は適切な説明を行って、医療を受ける者の理解を得るよう努力する義務が初めて明記された。

さらに国際法的にも2006年11月に議決されたジョグジャカルタ原則によってその必要性と重要性が明記された。説明・理解のない治療で侵襲を与えた場合、近年の日本では民事訴訟で医療従事者側に対する損害賠償が認められる傾向にある。説明・理解のない治療は刑法上の傷害罪や殺人罪に当たるという主張もある。ただし、現在の日本では、これらの容疑で医療従事者が起訴されることは非常に例外的である。

（3）インフォームドコンセントの実践

治療を受ける本人（や家族）が、口頭（必要に応じて文書を併用）にて治療方針の通知・説明を受ける、という方法が採られる。医療従事者側は、病名、病状、予後等の説明に際して、科学的に正確に伝えることも大事だが、患者が真に納得して受け入れるためには、患者の心情や価値観、理解力に配慮したわかりやすい説明が必要である。患者に行おうとする医療措置のメリット・デメリットを、公平に提示する必要がある。

選択可能な方針が複数ある場合、患者が主体的に複数の方針から一つを選択するように促されることがある。このように患者が方針の選択まで行うことを特にインフォームド・チョイス、または、インフォームド・デシジョンと呼び区別することもある。

起こりうると予想された望ましくない結果（合併症など）については、責任の追及を行わない旨の誓約書に署名をさせられる場合もある。ただし、これは重過失がある場合の責任追及や、裁判を受ける権利までを制限するものではない。それまで制限する契約は公序良俗に反するとされる。

インフォームドコンセントは、単なる手続きではない。患者が主体的に選び取る医療だということをわかってもらったうえでの手続きである。

（4）インフォームドコンセントに関する判決

未確立治療のインフォームドコンセントに関する最高裁の判決（平成13年11月27日）がある。未確立治療の範囲まで判決が及んだ。医師の執刀で、患者は「胸筋保存乳房切除術」を受けた事案である。

最高裁判決

手術当時（平成3年）の「乳房温存療法」の評価：「乳房温存療法」は、それが奏功した場合には概ね患者の満足を得ており、運動障害の点、美容的側面や患者の精神的側面及び生活の質の観点では、医療水準上確立した術式である乳房切除術に比べて優れていると評価できる。日本では、乳房温存療法の普及が比較的遅れており、乳ガン研究会の調査によれば乳ガン手術中、乳房温存療法を実施した割合は平成3年度で12・7%であった。実施予定の療法（術式）は医療水準として確立したものであるが、他の療法（術式）が医療水準として未確立のものである場合には、医師は後者について常に説明義務を負うと解することはできない。

未確立の療法（術式）であっても、医師が説明義務を負うと解される場合があることも否定できない。

①少なくとも、当該療法（術式）が少なからず医療機関において実施されており、相当数の実施例があり、実施した医師の間で積極的評価もされており、

②患者が当該療法（術式）の適応範囲内であり、

③患者が当該療法（術式）の自己への適応の有無、実施可能性について強い関心を持っている場合などにおいては、

たとえ医師自身が当該治療法について消極的な評価をしており、自分では実施する意思が無い場合でも、患者に対して、医師の知っている範囲で、当該治療法の内容、適応可能性やそれを受けた場合の利害得失、当該治療法を実施している医療機関の名称や所在などを説明する義務がある、これが判示である。その結果、平成3年2月当時乳房温存療法に関する十分な説明をせずに乳房切除術を実施した開業専門医の責任を肯定した。

4　その言葉の根拠は何か……「Evidence（=言葉の拠り所）」

Evidenceとは、言動の拠り所である。立証するための証拠（物件）、物証、証言のことである。

（1）根拠は6つある

Evidenceというと、ＥＢＭを中核とした医学的つまり科学的根拠が取り上げられがちであるが、「医は仁なり」のとおり、エビデンスは、少なくとも6つの領域がある。科学的根拠、法的根拠、組織的根拠、倫理的根拠、全人的根拠および慣習的根拠である。

①科学的根拠は、最新で安全な技術や知見を根拠としているかが問われる。医師や看護師など医療の専門職は、専門の学会に加入していなければならないし、専門誌を定期購読していなければならない。

②法的根拠とは、適法であるとか法的準拠があるということである。病院法、医師法、保助看法など医業に関わる業法に適合していることはもちろんのこと、あらゆる法律に抵触してはならない。

③組織的根拠は、病院のHierarchyならではの根拠である。病院の社会的使命、理念、方針、目標の共有化は組織的根拠である。経営権や指揮命令権など病院の経営や業務の指示も組織的根拠あってのものである。

④倫理的根拠は、「病気を診ずして人を診よ」が言い当てているとおり、専門職である前に一人の人間であるかが問われる道徳や人倫に関わるものである。

⑤全人的根拠は、基本的人権を侵してはならないことに尽きる。ハラスメントなどというのは全人格を否定する何ものでもない。

⑥慣習的根拠とは、その地方や地区で、歴史的に発達し、成員に広く承認され、伝承されてきた伝統的な行動様式である。慣習の極め付きは看取りや葬送である。

こうした6つの根拠に基づかない行為や行動は、少なからずクレームやトラブルになるし、訴訟を提訴されかねない。

（２）全ての専門職には職責がある

職責とは、職務上の責任である。責任とは、人が引き受けてなすべき任務をいい、任務には応答能力が求められる。そもそも、責任とは、英語では、responsibilityといい、結果の責めを負うことである。

専門職の誇りの1つが、責任を回避しないことである。

危機管理にとって、最も大切なことは、「責任を回避すべきではない」、である。リスクには予防を欠かすことはできないが、ミス、エラー、アクシデントは必ず発生する。専門職は、発生したミス、エラー、アクシデントに対して責任をとらなければならない。国家資格を有する専門職となれば尚更のことである。責任のある地位であるからこそ国家資格を有している。

専門職は、責任を転嫁してはならないのは当然のことであり、専門職として業を成すためには、何事をするにもまずは責任の所在を明らかにすべきである。

医師の責任の所在の大本は、「ヒポクラテスの誓詞」といってよい。ギリシャの医聖ヒポクラテス（紀元前４６０～３７０年）は、現代西洋医学の祖と称され、西洋医学を体系化し、医の倫理を確立した人である。

【ヒポクラテスの誓詞】

医の実践を許された私は、全生涯を人道に捧げる。

恩師に尊敬と感謝を捧げる。

良心と威厳をもって医を実践する。

患者の健康と生命を第一とする。

患者の秘密を厳守する。

医業の名誉と尊い伝統を保持する。

同僚は兄弟とみなし、人種、宗教、国籍、社会的地位の如何によって、患者を差別しない。

人間の生命を受胎のはじめより至上のものとして尊ぶ。

いかなる強圧にあうとも人道に反した目的のために、我が知識を悪用しない。

以上は自由意志により、また名誉にかけて厳粛に誓うものである。

看護師の責任の所在は、「ナイチンゲール誓詞」であろう。生誕1820年5月12日、死没1910年8月13日（90歳）、職業は看護師及び統計学者、専門は病院衛生管理である。近代看護教育の母、受賞は、赤十字勲章（英語版）（1883年）及びメリット勲章（1907年）、これが、ナイチンゲールである。

ナイチンゲール誓詞（Nightingale Pledge）は、1893年アメリカ合衆国ミシガン州デトロイト市にあるハーパー病院（Harper Hospital）のファランド看護学校校長リストラ・グレッター（Lystra Gretter）夫人を委員長とする委員会で、ナイチンゲールの偉業を讃えて作成されたものである。ナイチンゲール誓詞は、ナイチンゲールの看護に対する精神を基とし、医学に携わる看護師としての必要な考え方、心構えを示したものであり、医師にとっての「ヒポクラテスの誓い」と共に、医療専門職の責任の所在と言うことができよう。

（3）専門職に責任はつきものである
国立大学医学部附属病院長会議編「医療事故防止のための安全管理体制の確立に向けて（提言）」は責任の所在を明らかにする指標である。

◎責任の所在

①「倫理性の確保」…医療事故が発生した場合（事故の疑いのある事態の場合も含めて）の対応において、倫理性の確保は極めて重要である。全ての当事者が、医療の観点からはもとより、法的・社会的な観点からも、自らの行動に説明責任がともなうことを念頭に置いて行動しなければならない。このことは、「患者・家族への不誠実な対応」や「社会常識と隔絶した意識」、「事故隠しの疑い」等、予期せぬ批判を受けないためにも重要である。

②「組織としての判断と対応」…医療事故が発生した場合は、病院全体の組織としての判断と対応が必要であり、現場の当事者だけで、あるいは診療科等の中だけで判断して対応するようなことは厳に排除されなければならない。内輪でものごとを「処理」しようとすれば、事態が重大であるほど対応がねじ曲げられたものになる恐れがある。一方で、たとえ軽微な事例と考えられる場合であっても、何らかの意味で対応に不適切な点が見られれば、病院全体に大きな批判が向けられる可能性がある。

判断のレベルを組織の上部に持って行くこと、そのために正確な情報が速やかに組織の中枢にまで報告されることは、誤った対応が行われる余地を可能な限り少なくするために重要である。

③「患者の尊重と医療の責任を全う」…医療において、まず第一に尊重されなければならないのは患者であり、このことは医療事故にかかわる対応においても同様である。そして、医療事故の防止・医療の安全性の向上は、医療機関・医療従事者自身が一義的に責任を負って取り組まなければならない課題である。

いかなる場合も常にこの３つが対応の基本に据えられることが必要であり、またそのような努力を積み重ねることが、真に医療に対する社会的信頼を回復する唯一の道である。

◎責任の取り方

①「医療上の最善の処置」…医療事故であるか否かに関係なく、重大な事態の発生に当たって、まず第一になすべき事は、「必要と考えられる医療上の最善の処置」を講ずることである。そのためには、平素から、いざという時に適切な処置が行えるよう、医療従事者の対応能力を高める訓練が重要である。

②「誠実で速やかな事実の説明」…医療事故が発生した場合には、患者や家族に対して、事実を誠実に、正直にかつ速やかに説明することが必要である嘘をつかないことが重要である。嘘をついたことが後で判明した場合、患者・家族に非常な不信感を植え付け、医事紛争の主要な原因となる。患者・家族への説明は、「医療側の考えを理解させる」ために行うのではなく、「患者・家族が自ら判断できるようにする」ために行うものである。

そのためにも十分な情報を提供する必要がある。最終的に判断するのは患者・家族であり、特定の考え方を押しつけることにならないよう気を付けねばならない。

・重要な事実を省かない。

・因果関係を省かない。

・明快に説明できないことがあれば率直にそのことを伝える。多少とも不明な点がある事については断定的な言い方をしない。

・事態について異なる解釈があれば、それについても明確に伝える。

・当初の説明と異なる処置、当初の説明を超える処置をした場合は明確に伝える。

・ミスの事実があれば、結果に影響を与えていないと考えられるものでも、包み隠さずに伝える。

③「診療記録の開示」…発生した事態について、患者・家族が自ら理解し判断する上で、「カルテ」をはじめとする診療記録は、医療側による説明に必要な場合はもとより、患者・家族の側から求めがあれば、原則としてこれを開示することが必要である。また、「サマリー」の交付は、解りやすい説明を行う上で有効な

手段であるが、求めがあれば、原資料を開示すべきである。

④「**心情に対する適切な配慮**」…医療事故は、悲しみや怒りなど、患者・家族の心に大きなストレスをもたらすものである。事故後の医療従事者の対応が、患者・家族の心に与える影響は極めて大きい。事故であるか無しにかかわらず、不幸な事態が発生した場合の対応においては、患者や家族の心の傷を拡大させないような配慮が必要である。

このことに関して、医療従事者による「率直な謝罪の言葉」は極めて重要である。平素より、軽微なことでもミスについては、速やかに説明して謝るということが基本でなければならないが、過誤が事実として明白なものであれば、そのこと自体は正直に説明し謝罪すべきである。また、そのような場合の対応は、直接の当事者だけでなく、しかるべき責任者とともに行うべきである（当事者は精神的に不安定な状態に陥ることも考えられる。）。

⑤「**医療事故の公表**」…重大な医療事故については、進んで事実を正確かつ迅速に公表することを基本とすべきである。公表の意義は、「事故隠し」を排して医療の透明性の向上を図ることである。

公表すべき範囲が問題であるが、

・患者の生死に関わるような極めて重大なものに限らず、明白な過誤については自主的に公表を行う。

・患者に対する影響が観察されないか、比較的軽微である場合については自主的な公表の対象とはしない。

医療事故について公表する場合、患者のプライバシーに最大限の配慮を払うべきである。このため、事故の公表に先立ち、患者や家族と明確に話し合い、ここまでは公表してよいという範囲を明確に決めておく事が重要である。

⑥「**事故原因の調査と再発防止策の検討**」…事故からしばらく時間が経ってもよい場合もあるが、原因の徹底糾明と再発防止策の策定は今後の事故をなくすために極めて重要である。

⑦「記録の重要性」…患者に対する処置や容態の変化の経過を明確に診療記録に残すこと。これらが後日、改竄と見なされるような訂正をしないことも重要である。

患者・家族にどのような説明をしたか、それに対して患者・家族はどのように発言し対応したかも記録する必要がある。

◎新しい知識を取り入れ獲得可能な医療水準をめざす

①基本的な考え方

新しい医療水準は、全ての医師に最先端のレベルを要求しているのではない。日々研鑽をしていくことで獲得可能な水準を満たす。

②研鑽の具体的内容

厚労省の情報（研究班報告書、薬の副作用情報）、学会などによる診療ガイドライン、薬剤の添付文書、代表的な教科書、主要医学雑誌、専門領域での学会報告などを定期的にチェックして、常に知識を新鮮なものにする。

③添付文書

特に薬剤の添付文書はまとめてファイルし、必要な時にいつでも参照できるようにしておくことが求められる。

④他院への転医義務

情報として新しい治療法が存在することがわかっていても、設備等の関係で自院では新しい治療法を実施できないのであれば、新しい治療法を実施している医療機関に転院を促す義務も存在する。

⑤診療録への適切な記載

医療行為の正確な記載、患者への説明の内容と同意の有無、その病気の治療法について得ている情報内容、転院を含めた治療計画、予想される副作用や合併症等を正確に記載する。

5 医師と看護師との関係性の中にリスクは潜んでいる……「Relation」

関係や関連ということからすると、事故と原因には因果関係がある。原因の追究は再発防止にとって極めて有効であるし、原因の除去なくして安全管理はない。

医師と看護師の間柄は、医師法や保助看法からみて、「看護師は、医師の指示無くして診療の補助業務を行うことはできない」ことになっている。また、チーム医療にしても多職種による間柄であり、それぞれが専門の役割を担うことが求められているのは当然として、チームとしての連携が求められている。

看護実践に例をとってみたい。

何よりも自己効力と看護実践能力を高めることである。リーダーは、フォロワーに看護実践能力を段階的に修得させる必要がある。まずは、セルフ・エフィカシー（自己効力）を醸成させる。そのうえで、看護実践能力を段階的に向上させせなければならない。

（1）セルフ・エフィカシー（自己効力感）の醸成

セルフ・エフィカシーとは、やれる、したいという意欲である。セルフ・エフィカシーが強い人物は自信をもって成果を出すために努力をするし、失敗や困難に対してもくじけない耐性を身に付けている。

部下などフォロワーのセルフ・エフィカシーを高めるためには少なくとも3つの手順がある。

1つは、段階的な看護実践能力を明示する。そして、より上位な能力に挑戦させて習得させる。

２つは、実践した看護場面を行動レベルで記述させて、出来ばえを自己評価することができる能力を習得させる。

３つは、臨床実践能力を分析することができるメッソードを教示し、自己課題を発見させる。

セルフ・エフィカシーを高めるためのツールとしては看護に必要な情報、格率および経験知がある。

①看護に必要な情報

看護に必要な情報は、Knowledge と Intelligence によって得られる。

Knowledge は、研究、観察、経験などから得たまとまった情報であり、事実として確立した知識である。看護に精通し熟知するために必要となる知識である。

Intelligence は、知能、理解力、思考力である。看護師としての聡明さや知性を育むものである。

②格率

行為や論理の規則を簡潔に表した意表（言葉）である。熟練した実践行為に対する簡潔な記述をいう。指示されたことがどのような意味を持っているのかを理解させるための解説書や手順書などもこの範疇である。

③経験知

看護に必要な知覚や感覚、さらには倫理的行為や知的活動を含む体験によって知覚され自覚されたものが経験知である。実践によって得られた経験知であり、実際に体験してみると思い込みとは違ったなど誤りを認識したときに得られる経験知でもある。

経験知は形式知と暗黙知がある。形式知は手引き化や手順化することができる（格率化）ものであり、暗黙知は手引き化や手順化することができない勘やコツなどである。

高次なセルフ・エフィカシーには暗黙知の修得が欠かせない。

（2）看護実践能力の段階的な向上に必要な7つのポイント

リーダーは、フォロワーの看護実践能力を段階的に高めていく必要がある。看護実践能力の主たるものは7つある。

①診断機能およびモニタリング機能
②緊急事態や不測の事態に対応する管理
③治療的な介入と療法の施行
④ヘルスケアの実践
⑤医療・看護ケアのためのチームの編成と維持
⑥癒しなど援助的役割
⑦患者のレディネスの把握と手解き

看護実践能力を段階的に高めるためのモデルを2つ挙げておきたい。パトリシア・ベナーとドレイファ兄弟によるモデルである。

パトリシア・ベナーは、臨床で行われている看護実践を対象として、ナースの語った言葉を質的に分析して研究の成果とした。看護師として知らない者はいないほど名高い「初心者から達人へ」（初心者、新人、一人前、中堅および達人の5段階）である。

ドレイファ兄弟は、「エキスパート・システム（人工知能）は、決して人間のエキスパート（達人）のレベルには到達できない」ことを主張し証明した。それが、「技能修得の5段階モデル」（初心者、上達した初心者、上級者、熟達者およびエキスパートの5段階）である。

6　免許を取得すれば〝一人前〟になったわけではない！……「Ability」

（1）能力とは

物事を成し得る力である。業務に必要とされている資格も能力である。病院の業務の大半は有資格業務であるから無免許者が有免許業務に就くことは違法である。ところが、免許を取得した日から一人前かというとそうではないところが病院業務のAbilityである。それは、いのちに関わる業務であることによる。

（2）アビリティ（ability）の意味

アビリティは、ある一定の課題を遂行することのできる力をいうが、法律術語としては、法律上一定のことについて必要とされる資格（権利能力、行為能力、責任能力など）を意味する。

一般に能力は、教育や環境などの後天的要因と素質的・生得的要因の複合の結果として、個人の中に形成されるものである。これに対して、生得的素質によって規定されている個人の潜在的可能性を、性能または資質というが、能力という言葉はこれを含む上位概念として使われる場合もある。

（3）スキル

物事を行うための能力のことである。技術的な能力を意味する「技能」と同義であるが、近年は技術的な能力だけではなく、交渉力などの業務を潤滑に進めるために必要な能力や、技術を証明するための資格、運動を行うための肉体的能力についてもスキルと呼ばれることが増え、コミュニケーションスキル、ビジネススキル、運動スキルといった言葉が使用されている。希少価値のある特殊な知識や能力を指す場合が多く、乳幼児や障害者を対象としたような場面では、歩行や食事などの日常動作もスキルと論じられる場合がある。

（4）技能

使用状況には差がある。近年、就職、転職を支援する人材募集企業や派遣会社などではスキルという言葉をよく使用している。ビジネススキルやコミュニケーションスキルなど慣例的に「スキル」を使用する単語、技能継承や伝統技能など慣例的に「技能」を使う単語がある。

（5）技術

技術が職人的な技芸だけでなく、科学技術などの応用手段や知識が含まれている。これに対し、スキルは主に人間行動に関する能力を指している。

◎看護実践能力

厚労省や文科省が「看護教育の内容と方法に関する検討会報告書」や「大学における看護系人材養成の在り方に関する検討会最終報告書」に明示している「看護実践能力」がある。

（1）5つの能力群と20の実践能力

以下のとおり、5つの能力群がある。それぞれの能力群には合計20の実践能力がある。

Ⅰ群　ヒューマンケアの基本に関する実践能力

信頼関係を築く能力である。

①看護の対象となる人々の尊厳と権利を擁護する能力

②実施する看護について説明し同意を得る能力

③援助的関係を形成する能力

Ⅱ群　根拠に基づき看護を計画的に実践する能力

根拠に基づき計画的な看護を実践する能力である。

①根拠に基づいた看護を提供する能力
②計画的に看護を実践する能力
③健康レベルを成長発達に応じて査定（Assessment）する能力
④個人と家族の生活を査定する能力
⑤地域の特性と健康課題を査定する能力
⑥看護援助技術を適切に実施する能力

Ⅲ群　特定の健康課題に対応する実践能力

患者それぞれに合った個別的看護を実践する能力である。

①健康の保持増進と疾病を予防する能力
②急激な健康破綻あるいは回復過程にある人々を援助する能力
③慢性疾患及び慢性的な健康課題を有する人々を援助する能力
④終末期にある人々を援助する能力

Ⅳ群　ケア環境とチーム体制整備に関する実践能力

チームにおける役割である。

①保健医療福祉における看護活動と看護ケアの質を改善する能力
②地域ケアの構築と看護機能の充実を図る能力
③安全なケア環境を提供する能力

④保健医療福祉における協働と連携をする能力
⑤社会の動向を踏まえて看護を創造するための基礎となる能力

V群　専門職者として研鑽し続ける基本能力

新しいことに挑戦し続ける能力である。

①生涯にわたり継続して専門的能力を向上させる能力
②看護専門職としての価値と専門性を発展させる能力

◎医師として求められる基本的な資質

（1）基本的な資質

基本的な資質は8つに類型化できる。医師としての職責、患者中心の視点、コミュニケーション能力、チーム医療、総合的診療能力、地域医療、医学研究への志向、自己研鑽である。それぞれのポイントは以下のとおりである。

①医師としての職責……豊かな人間性と生命の尊厳についての深い認識を有し、人の命と健康を守る医師としての職責を自覚する。
②患者中心の視点……患者およびその家族の秘密を守り、医師の義務や医療倫理を遵守するとともに、患者の安全を最優先し、常に患者中心の立場に立てる。
③コミュニケーション能力……医療内容をわかりやすく説明する等、患者やその家族との対話を通じて、良好な人間関係を築くためのコミュニケーション能力を有する。
④チーム医療……医療チームの構成員として、相互尊重のもとに適切な行動をとるとともに、後輩等に対する指導を行う。

⑤総合的診療能力……統合された知識、技能、態度に基づき、全身を総合的に診療するための実践的能力を有する。
⑥地域医療……医療を巡る社会経済的動向を把握し、地域医療の向上に貢献するとともに、地域の保健・医療・福祉・介護および行政等と連携協力する。
⑦医学研究への志向……医学・医療の進歩と改善に資するために研究を遂行する意欲と基礎的素養を有する。
⑧自己研鑽……キャリアを開発して、生涯にわたり自己研鑽を続ける意欲と態度を有する。

（２）医の原則に関する資質
医の倫理と生命倫理と向き合う資質である。医療と医学研究における倫理の重要性を認識する。
①医学・医療の歴史的な流れとその意味を概説できる。
②生と死に関わる倫理的問題を列挙できる。
③医の倫理と生命倫理に関する規範、ヒポクラテスの誓い、ジュネーブ宣言、ヘルシンキ宣言等を概説できる。

（３）患者の権利
患者の基本的権利を熟知し、これらに関する現状の問題点を認識する。
①患者の基本的権利の内容を説明できる。
②患者の自己決定権の意義を説明できる。
③患者が自己決定できない場合の対処法を説明できる。

（４）医師の義務と裁量権

患者に全力を尽くすため医師に求められる義務と裁量権に関する基本的態度、習慣、考え方と知識である。

①患者やその家族と信頼関係を築くことができる。
②患者の個人的、社会的背景等が異なってもわけへだてなく対応できる。
③患者やその家族の持つ価値観が多様であり得ることを認識し、そのいずれにも柔軟に対応できる。
④医師が患者に最も適した医療を勧めなければならない理由を説明できる。
⑤能力と環境により診断と治療に限界があることを説明できる。
⑥医師の法的義務を列挙し、例示できる。

（５）インフォームドコンセント

患者本位の医療を実践できるように、適切な説明を行った上で、患者の選択に基づき、主体的な同意を得るための、対話能力と必要な態度、考え方である。

①意義と必要性を説明できる。
②患者にとって必要な情報を整理し、わかりやすい言葉で表現できる。
③説明を行うための適切な時期、場所と機会に配慮できる。
④説明を受ける患者の心理状態や理解度について配慮できる。
⑤患者の質問に適切に答え、拒否的反応にも柔軟に対応できる。

◎**医療における安全性確保**

（１）安全性の確保

医療上の事故等（インシデント、医療過誤等を含む）や医療関連感染症（院内感染を含む）等は日常的に起こる可能性があることを認識し、過去の事例に学び、事故を防止して患者の安全性確保を最優先することにより、信頼される医療を提供しなければならないことを理解している。

①実際の医療には、多職種が多段階の医療業務内容に関与していることを具体的に説明できる。
②医療上の事故等を防止するためには、個人の注意力はもとより、組織的なリスク管理が重要であることを説明できる。
③医療現場における報告・連絡・相談と記録の重要性や、診療記録改竄の違法性について説明できる。
④医療の安全性に関する情報（薬剤等の副作用、薬害や医療過誤等の事例、やってはいけないこと、優れた取組事例等）を共有し、事後に役立てるための分析の重要性を説明できる。
⑤医療の安全性確保のため、職種・段階に応じた能力向上の必要性を説明できる。
⑥医療機関における医療安全管理体制の在り方（事故報告書、インシデントリポート、リスク管理者、事故防止委員会、事故調査委員会）を概説できる。
⑦医療関連感染症の原因および回避する方法を概説できる。

（2）医療上の事故等への対処と予防

医療上の事故等（インシデント、医療過誤等を含む）が発生した場合の対処の仕方がわかる。

①インシデントと医療過誤の違いを説明できる。
②医療上の事故等（インシデント、医療過誤）が発生したときの緊急処置や記録、報告について説明し、実践できる。
③医療過誤に関連して医師に課せられた社会的責任と罰則規定（行政処分、民事責任、刑事責任）を説明で

きる。
④基本的予防策〈ダブルチェック、チェックリスト法、薬品名称の改善、フェイルセイフ・フールプルーフの考え方等〉について概説し、実践できる。

（3）医療従事者の健康と安全
医療従事者が遭遇する危険性（事故、感染）等について、基本的な予防・対処および改善の方法がわかる。
①医療従事者の健康管理（予防接種を含む）の重要性を説明できる。
②標準予防策の必要性を説明し、実行できる。
③患者隔離の必要な場合について説明できる。
④針刺し事故〈針刺切創〉等に遭遇した際の対処の仕方を説明できる。
⑤医療現場における労働環境の改善の必要性を説明できる。

◎コミュニケーションとチーム医療
（1）コミュニケーション
医療の現場におけるコミュニケーションの重要性を理解し、信頼関係の確立に役立つ能力がある。
①コミュニケーションの方法と技能〈言語的と非言語的〉を説明し、コミュニケーションが態度あるいは行動に及ぼす影響を概説できる。
②コミュニケーションを通じて良好な人間関係を築くことができる。

（2）患者と医師の関係

患者と医師の良好な関係を築くために、患者の個別的背景を理解し、問題点を把握する能力を身に付けている。

①患者と家族の精神的・身体的苦痛に十分配慮できる。
②患者にわかりやすい言葉で対話できる。
③患者の心理的および社会的背景や自立した生活を送るための課題を把握し、抱える問題点を抽出・整理できる。
④医療行為が患者と医師の契約的な信頼関係に基づいていることを説明できる。
⑤患者の要望（診察・転医・紹介）への対処の仕方を説明できる。
⑥患者のプライバシーに配慮できる。
⑦患者情報の守秘義務と患者等への情報提供の重要性を理解し、適切な取り扱いができる。

（３）患者中心のチーム医療

チーム医療の重要性を理解し、医療従事者との連携を図る能力を身に付けている。

①チーム医療の意義を説明できる。
②医療チームの構成や各構成員（医師、歯科医師、薬剤師、看護師、その他の医療職）の役割分担と連携・責任体制について説明し、チームの一員として参加できる。
③自分の能力の限界を認識し、必要に応じて他の医療従事者に援助を求めることができる。
④保健、医療、福祉のチーム連携における医師の役割を説明できる。

7　非常事態を想定しているか……「Readiness（＝準備万端）」

準備は万端整っているという意味である。教育におけるレディネスとは、準備性であり、行動や学習に必要とされる一定段階の発達上の条件である。

用意や支度なくして本番なしである。ぶっつけ本番でうまくいくとしたらたまたまのことである。レディネスとは、学習の成立にとって必要な、個体の発達的素地、心身の準備性のことである。レディネスには適時性がある。今がそのとき、これこそレディネスの本質である。医療は日々新しくなる。待ったは許されない。専門職は、学び続けなければならない。医療の専門職には、レディネスの成立を待つ「待ちの教育」では覚束ない。形成的レディネスの観点から、医療には教育の力でレディネスそのものを作っていこうとする積極性が求められている。

（1）レディネスとは

ある行動の習得に必要な条件が用意されている状態をいう。学習のレディネスに対する概念である。

身体や神経系の成熟、すでに習得している知識や興味、態度などが想定されている。あることがらの習得に、学習者の身心の条件が準備されているとき、すなわち一定のレディネスが成立していれば、学習者は、その学習に興味を持ち、進んでこれを習得しようとし、学習の効果を上げることができるが、レディネスがなければ、学習に興味がなく、学習の効果を上げることはできない。

①レディネスの概念は、発達や教育問題に深く関わる。

②レディネスの成立には、いくつもの要因が関与する。

③レディネスは、一人ひとりの、一つひとつの行動の習得に関わる概念である。

（2）レディネス論の展開

レディネスは、アメリカのブルーナーによって提唱された。どのような課題でも適切な用法を用いれば、どんな水準の子どもにも学習させることが可能であると考えることから、学習優位説といわれる。学習に必要な準備ができていない。「まだ準備中だね」という状態を「レディネス（readiness）期」という。

子供に対して獲得しやすい知識を用意して、順序よく教えれば、レディネス期を意図的に早めることができる。

（3）非常事態に備える

レディネスには、非常事態に備える（be in readiness for an emergency）と言う意味がある。それも、迅速、手早さが求められる。

茶の道の創始者である千利休の教えである「利休七則」から学びを得ることができる。降らずとも傘を用意する。備えあれば憂い無しとは異なる。「憂い」とは自分の心配であって、それを消すことによって安心を得ることになる。

【利休七則】

利休七則とは以下の7つのことである。

一、福が良いおもてなし

「福」とは、さいわい、しあわせを意味する。幸を祈り、願って、おもてなしをする。「福の良い」とは、患者にとっての福が良いのであって、スタッフの都合を優先するような身勝手な幸いではない。その時、その場所で患者の気持ちを察して、「患者の幸せ」のために尽くす。

二、心が穏やかになる温もり

温もりとは、おもてなしの象徴的表現である。患者の心が穏やかになるように、さながら温もりの火を熾こすごときおもてなしである。

三、花や草が野にあるように

「野にあるように」、おもてなしをする。「あるがままに」のおもてなしではない。花や草が咲いていた姿に生けるごとくのおもてなしを行う。余計なものや余分なことを省くおもてなしである。

四、夏は涼しく冬暖かに

「夏は涼しく冬暖かに」なおもてなしである。耳福や眼福を感じていただけるよう患者の感性に訴えたおもてなしである。水や氷を連想させる「涼」を、火や陽を連想させる「暖」を、そして、音や色からも季節を感じていただくおもてなしである。思いやりを根底にして、患者の「興」を添えるおもてなしであり、患者がお考えになる以上に気遣うおもてなしである。

五、刻限は早め速めに

時間厳守だけの意味ではない。「刻限」とは、「時刻」に対する意識をいう。「早めに」とは、常に患者の都合に対応できるよう心の時計を進めて準備する。いかなる場合でも、現実の時間よりも早め速めに準備を整えていれば、時差が心の余裕となって、焦りを防止する。焦りがなく平常心を保ち、ゆとりを持って患者に接するおもてなしである。

六、降らずとも傘を用意する

降りもしないのに傘を持参することではない。「傘」は、現在とは異なった状況になった時に初めて必要になる物の象徴である。備えを怠らない心掛けのおもてなしである。患者に対して行う気遣いであり、患者に対する思いやりである。患者に「憂い」をお持ちいただかないために不測の事態を想定したおもてなしをする。

七、相客に心する

「相客」とはお供のお客様を指し、「心する」とは気を配るということである。ご予約いただいている患者には無論のこと、相客に思いやる心を持っておもてなしをする。これこそが、おもてなしの真髄である。

相客に思いやる心、気遣い、思いやる「心」とは、単なる応対ではない心尽くしのおもてなしのことである。

8　法令遵守、倫理実践しているか……「Compliance（＝遵守）」

コンプライアンスは、そもそも従順を意味するが、法令遵守と倫理実践のことである。例えば、服薬コンプライアンスとは、患者が薬を薬剤規定どおりに飲むことである。

コンプライアンスは、法律や規格に適合することおよび倫理実践であるが、以下は倫理実践について記述する。

◎倫理上の問題点

（1）事例から考える

倫理は価値観と混在化されることが多いので厄介である。

例えば、透析患者の看護である。セルフケア能力の育成や生活指導は看護師が役割として実践しなければならない。

①患者が考えていることは「家族を養う事」である。看護師の指導する患者自身の健康の維持を1番に考える価値観と対立する。その結果、病気に対するコンセンサスが得られていない。効果的な透析治療がされているとは言えない状況を招く。

②患者の主張は尊重されなければならないが、患者がいう「自分はどうなってもいいから家族を養う」という主張には看護師として同意しがたい。患者の生命を守る役割を放棄することになるからである。

③葛藤

人生の価値を決めるのは患者当人である。看護師は自分の価値観を押し付けることはできない。患者がこのまま無理な生活サイクルを続けるとしても否定する権限はない。しかし、効果的な治療がされていない状況を黙認することはできない。より良く生きるための支援者としての役割が果たされない。

（2）想定できる決断

前記事例は2つのうち、いずれかの選択をしなければならない。

A．患者の考え方は看護師からみると病気に害を成すが、透析時間の調整や内服状況の把握などできる範囲で支援する。

B．患者が抱えている問題点を調べる。患者が、なぜセルフケアに目を向けられないのか、その阻害原因を明らかにする。患者の心情を認め労わり、傾聴の姿勢を示す。患者自身がよりよく生きるにはセルフケアが必要であることを伝える。

倫理原則の適合性からすると次のようになる。Aの決断は、自律の原則、忠誠の原則をもとにしたものである。Bの決断は、自律の原則、善行の原則、忠誠の原則によるものである。

（３）決断によっておこる影響

【短期的な影響】

A…患者は、治療環境と生活環境の維持ができることから自己肯定感を得る。家族を扶養しているという自負心が芽生え、心理的負担がなく治療に通うことになる。

B…患者がオープンマインドになるまでは生活指導やセルフケアに関する効果的な提案はできない。

【長期的な影響】

A

①看護の介入に限界があり、透析治療の効果減と身体的負担を招く。

②二次的合併症が起こることが予測されるものの患者の意思に反するので、リスクを回避できない状況が起こる。

③患者は生きる喜びを喪失する可能性が高い。その結果、うつ状態、自殺念慮の発生が懸念される。

B

①家族扶養にかける気持ちに至った過程を知る。看護ニードを見つけ出す。

②医療職が介入し、解決していくことによって、患者の心理的負担が減る。

③患者との信頼関係が築ける。セルフケア能力の重要性やＱＯＬの在り方について話し合う。

④患者を孤独から守ることができる。

（４）決断のために

看護師の役割には患者やその家族、周りの人達全てに対して看護サービスを展開し、必要とされるニードを把握し援助の手を差し伸べる責務がある。患者だけでなくその家族の問題も含めて支援していくことが必要である。

（5）解決策

解決策の視点は、以下の5つである。

①患者と家族と定期的な面談を行う。
②患者が家族をどのように守りたいのか、自分をどのように思っているのか、患者の考えを理解する。
③患者の支援者として患者と向き合う。
④患者自らが目標を立てられるように支援する。
⑤患者の目標が達成できるように寄り添う。

◎Ethicsは〝習慣から起こった〟

Ethicsは〝習慣から起こった〟ことを意味する。もともとはliveと同じように使われていた。Starting pointまたはto appearでもあり、さながら1日の始まりに戸口から出てくるよう、他の人から見える状態をいう。

（1）社会生活の始まり

「道徳（morality）」とは、所属する集団の規範に合わせることである。個人の内心の一つである良心が、集団の規範に自発的に合わせる心の動きが道徳である。

（2）社会規範

道徳は、集団にとって良いこと、悪いことを自覚して、規範にあわせる自発的な考えである。法とともに、社会規範として機能する。道徳の「徳」は卓越性である。「藍より出でし　青は藍より青し…」である。荀子は、「藍より出でし　青は藍より青し…」、後天的研鑽（学問を修める）によって矯正することができるとした。孟子は、四端を研鑽して、四徳を得なければならないとした。「四端」は、東西南北を意味し、東：青龍、西：白虎、南：朱雀、北：玄武である。

アリストテレスは、自分でできることと教えてもらわないとできないことを明確にわけた。アリストテレスは徳と、悪徳は選択によるものであって、情念ではないとしている。

（3）節制も勇敢

節制も勇敢も「過超」と「不足」によって失われる。勇気、節制は中庸である。正義は、他者との関係性でとらえたものである。孟子や荀子は、学問を通じて人間がよき徳を身に付けることができると説く。両者の違いは、『四端』がそもそも人間にあるかどうかである。孟子は、人間の主体的な研鑽によって社会全体まで統治できるという、楽観的な人間中心主義に終始した。荀子は、君主がまず社会に制度を制定して、型を作らなければ人間はよくならないという社会システムの重視を説いた。

（4）学問を修める

荀子は、「人間には欲があり、その欲には際限がない」とし、「際限ない欲を満たそうとすることを悪」と表現した。学問を修める目的は、分を弁《わきま》える（〃欲〃を制御する）ためであるということである。

◎遵法は責務

医師法、医療法など業法については、別項で取り上げる。人に関わるコンプライアンス上の法律として、労働基準法および労働安全衛生法に焦点を当てることとする。

コンプライアンスは日々の労務管理にも関わっている。日々の指示命令にも遵法が求められる。労働基準法や労働安全衛生法は強行法規である。必ず守らなければならない使用者に対する強行法規であり、違反行為には罰則を設けている。使用者とは管理監督者だけではない。理事長、理事、病院長は遵法や違法の当事者である。違反を指示したときは当然に、違反の事実を知っていて黙認した場合にも使用者として当事者になる。

9 医師法の定めに従った施設管理をおこなう……「Headship（＝首長性）」

長としての地位を the position of head という。病院は、理事長や病院長の Headship つまりトップとしての権威や権能なくしては機能不全に陥る。Headship とは首長性のことであり、法的権能からすると経営権である。経営権の中核的機能は、人事権と施設管理権である。

人事権は、採用、配置、処遇、解雇、退職などに関する意思決定権である。

施設管理権は、病院の施設や設備を安全、有効に保持するための運営管理権である。

ところで、病院の職員の多くは国家資格を有する専門職である。専門職の職能にトップとしてどのように関わるかが問われている。

◎医師法の定めに従う

医業は医師の存在なくして機能しないし、病院法や医師法の定めにしたがう責務がある。

（1）不行状な行為を排除する

トップとしての最低限不可欠な役割は、有効な国家資格を有する医師を確保することおよび不行状な医師にならないように管理することである。とりわけ、無免許の医師を採用するとか、医師でない者に医療をさせるとか、不行状を仕出かすことになれば信用失墜どころか解散せざるを得ないことにもなり得る。医師法で定める免許取り消し行為が発生しないように医師に対する個別管理が欠かせない。

・医師法

第四条　次の各号のいずれかに該当する者には、免許を与えないことがある。

一　心身の障害により医師の業務を適正に行うことができない者として厚生労働省令で定めるもの

二　麻薬、大麻又はあへんの中毒者

三　罰金以上の刑に処せられた者

四　前号に該当する者を除くほか、医事に関し犯罪又は不正の行為のあつた者

第一条　医師は、医療及び保健指導を掌ることによつて公衆衛生の向上及び増進に寄与し、もつて国民の健康な生活を確保するものとする。

第十七条　医師でなければ、医業をなしてはならない。

第十八条　医師でなければ、医師又はこれに紛らわしい名称を用いてはならない。

（2）医師の業務を管理する

医師が医師法に抵触しないように管理することはトップとしての責務である。診察治療について、正当な理由がない場合の医師の不作為は医師法に違反する。医師が診察治療しない、診断書の交付を拒む、処方せんを交付しない、診療録に記載しないなどの不作為は許されない。

・医師法

第十九条　診療に従事する医師は、診察治療の求があつた場合には、正当な事由がなければ、これを拒んではならない。

2　診察若しくは検案をし、又は出産に立ち会つた医師は、診断書若しくは検案書又は出生証明書若しくは死産証書の交付の求があつた場合には、正当の事由がなければ、これを拒んではならない。

第二十条　医師は、自ら診察しないで治療をし、若しくは診断書若しくは処方せんを交付し、自ら出産に立ち会わないで出生証明書若しくは死産証書を交付し、又は自ら検案をしないで検案書を交付してはならない。但し、診療中の患者が受診後二十四時間以内に死亡した場合に交付する死亡診断書については、この限りでない。

第二十一条　医師は、死体又は妊娠四月以上の死産児を検案して異状があると認めたときは、二十四時間以内に所轄警察署に届け出なければならない。

第二十二条　医師は、患者に対し治療上薬剤を調剤して投与する必要があると認めた場合には、患者又は現にその看護に当つている者に対して処方せんを交付しなければならない。ただし、患者又は現にその看護に当つている者が処方せんの交付を必要としない旨を申し出た場合及び次の各号の一に該当する場合においては、この限りでない。

一　暗示的効果を期待する場合において、処方せんを交付することがその目的の達成を妨げるおそれがある場合
二　処方せんを交付することが診療又は疾病の予後について患者に不安を与え、その疾病の治療を困難にするおそれがある場合
三　病状の短時間ごとの変化に即応して薬剤を投与する場合
四　診断又は治療方法の決定していない場合
五　治療上必要な応急の措置として薬剤を投与する場合
六　安静を要する患者以外に薬剤の交付を受けることができる者がいない場合
七　覚せい剤を投与する場合
八　薬剤師が乗り組んでいない船舶内において薬剤を投与する場合
第二十三条　医師は、診療をしたときは、本人又はその保護者に対し、療養の方法その他保健の向上に必要な事項の指導をしなければならない。
第二十四条　医師は、診療をしたときは、遅滞なく診療に関する事項を診療録に記載しなければならない。

（３）診療録を保存する
トップには医師がした診療に関する診療録の保存義務が課せられているし、その他の診療に関するものは医師に保存義務があり、いずれも５年間にわたり保存しなければならない。

・医師法
第二十四条

２　前項の診療録であつて、病院又は診療所に勤務する医師のした診療に関するものは、その病院又は診療所の管理者において、その他の診療に関するものは、その医師において、五年間これを保存しなければならない。

◎医療法にしたがって医業を行う

トップは、医療法にしたがって医業を行わなければならない。

（1）臨床研修等修了医師による管理

医療法には、病院又は診療所の開設者は、その病院又は診療所が医業をなすものである場合の定めがある。要は、医師を管理する者は医師でなければならないということであり、つまりは、病院長は医師でなければならないということである。

また、複数の病院を経営している場合は、1人の病院長を複数病院に病院長として兼務をさせてはならない。

・医療法

第10条　病院又は診療所の開設者は、その病院又は診療所が医業をなすものである場合は臨床研修等修了医師に、歯科医業をなすものである場合は臨床研修等修了歯科医師に、これを管理させなければならない。

２　病院又は診療所の開設者は、その病院又は診療所が、医業及び歯科医業を併せ行うものである場合は、それが、主として医業を行うものであるときは臨床研修修了医師に、主として歯科医業を行うものであるときは歯科医師に、これを管理させなければならない。

第11条　助産所の開設者は、助産師に、これを管理させなければならない。
第12条　病院、診療所又は助産所の開設者が、病院、診療所又は助産所の管理者となることができる者である場合は、自らその病院、診療所又は助産所を管理しなければならない。但し、病院、診療所又は助産所所在地の都道府県知事の許可を受けた場合は、他の者にこれを管理させて差支ない。

【則】
第8条
2　病院、診療所又は助産所を管理する医師、歯科医師又は助産師は、その病院、診療所又は助産所の所在地の都道府県知事の許可を受けた場合を除くほか、他の病院、診療所又は助産所を管理しない者でなければならない。

（2）医療法人としての責務がある
医師が常時勤務していないと医療法人にすることはできない。医療法人でない者は、その名称中に、医療法人という文字を用いてはならない。
医療法人には、3つの責務がある。
①自主的にその運営基盤の強化を図る。
②提供する医療の質の向上及びその運営の透明性の確保を図る。
③地域における医療の重要な担い手としての役割を積極的に果たすよう努めなければならない。

医療法第6章　医療法人
第39条　病院、医師若しくは歯科医師が常時勤務する診療所又は介護老人保健施設を開設しようとする社団又は財団は、この法律の規定により、これを法人とすることができる。
2　前項の規定による法人は、医療法人と称する。
第40条　医療法人でない者は、その名称中に、医療法人という文字を用いてはならない。
第40条の2　医療法人は、自主的にその運営基盤の強化を図るとともに、その提供する医療の質の向上及びその運営の透明性の確保を図り、その地域における医療の重要な担い手としての役割を積極的に果たすよう努めなければならない。
第41条　医療法人は、その業務を行うに必要な資産を有しなければならない。
2　前項の資産に関し必要な事項は、医療法人の開設する医療機関の規模等に応じ、厚生労働省令で定める。
第42条　医療法人は、その開設する病院、診療所又は介護老人保健施設（当該医療法人が地方自治法（昭和22年法律第67号）第244条の2第3項に規定する指定管理者として管理する公の施設である病院、診療所又は介護老人保健施設（以下「指定管理者として管理する病院等」という。）を含む。）の業務に支障のない限り、定款又は寄附行為の定めるところにより、次に掲げる業務の全部又は一部を行うことができる。
一　医療関係者の養成又は再教育
二　医学又は歯学に関する研究所の設置
三　第39条第1項に規定する診療所以外の診療所の開設
四　疾病予防のために有酸素運動（継続的に酸素を摂取して全身持久力に関する生理機能の維持又は回復のために行う身体の運動をいう。次号において同じ。）を行わせる施設であつて、診療所が附置され、かつ、その職員、設備及び運営方法が厚生労働大臣の定める基準に適合するものの設置
五　疾病予防のために温泉を利用させる施設であつて、有酸素運動を行う場所を有し、かつ、その職員、設備及び運営方法が厚生労働大臣の定める基準に適合するものの設置

六　前各号に掲げるもののほか、保健衛生に関する業務
七　社会福祉法（昭和26年法律第45号）第2条第2項及び第3項に掲げる事業のうち厚生労働大臣が定めるものの実施
八　老人福祉法（昭和38年法律第133号）第29条第1項に規定する有料老人ホームの設置（【告】厚生大臣の定める医療法人が行うことができる社会福祉事業）

◎理事長と病院長それぞれに役割がある

医療法人は理事を置かなければならない。理事を置くのは医療法人であり、個人医院には理事は不要である。

（1）理事は病院経営の執行責任者、院長は医療の責任者

最低2名の理事が必要となる。理事は、医師である必要はない。理事は、医療法人の執行機関である執行責任がある。例えば、予算決算の作成、業務の決定方針などを決める。

院長は病院（あるいは診療所）の管理者である。院長は医療の責任者ということになるが、人事権については法人の理事と病院長との力関係ということになる。一般的には、医師、看護師など医療職の人事は院長に権限がある。医事業務など事務職の人事については、理事長に権限がある。施設管理権は、特に、医療機器の導入などに関しては、院長の意見を聞いて、理事長が決定する場合、理事長が予算を決めて、院長が導入や使い方を考える場合などがある。

（2）院長の仕事とは何か

医師の少なさ、経営の厳しさなどから院長自身が治療に携わり、スタッフの教育を担っているのが現実である。

院長の多くは、次のような役割を行っている。

①医師としての診察や手術
②医療のおける意志決定
③医師の管理と調整
④看護師、コメディカル等の専門職の管理
⑤経営分析や対外交渉
⑥危機管理責任
⑦クレームやトラブル処理

（3）トップの仕事は

トップの仕事には、検討する、審査する、調整する、責任をとるなどがあるが、最も大切なことは、決断である。決断の前提は判断である。判断には比較が必要になる。比較に要する指標は、安全度、緊急度、優先度、実現可能度などがある。

決断には難しさがつきまとう。判断とは異なることを決断しなければならないことがあるからである。判断には、安全か危険か、損か得か、適法か違法かなど科学や法律の知見が要求されるが、決断には哲学とか思想とかが加わり、最終の決断には人間として、何をなすべきか、何をしてはいけないなどという倫理性が求められる。

病院のトップの仕事として、疎かにしてはならないことは倫理である。倫理規定を策定する、倫理委員会を設置する、倫理の在り方について審査をする。倫理的な視点から決断が求められることが多い。

以下に倫理委員会の規定を例示する。

（委員会の役割）

第○条　委員会は倫理規程第○条の目的に基づき、医の倫理の在り方についての必要事項を検討するため、研究者から申請された先進医療・研究の実施計画（以下「計画」という。）の内容、計画の実行並びにその成果の公表について審査する。

2．委員会は申請者を出席させ、計画等についての説明を求めるとともに、意見を述べさせることができる。

3．委員等は自己の申請に係わる審査に関与することができない。

（委員会の審査理念）

第○条　委員会は、倫理規程に基づき、計画の実施の適否等について、倫理的観点とともに科学的観点も含めて審査しなければならない。特に次の各号に掲げる観点に留意しなければならない。

（1）医学研究及び医療行為の対象となる個人の人権の擁護

（2）対象者の利益と不利益

（3）医学的貢献度

（4）対象者の理解と同意

10　病院は何を生み出すところなのか……「yield（＝生む）」

Yieldが意味することはヒューマンエラーの防止であり、病院の健全な経営である。病院の理念、社会的使命、職員の行動規範、いずれにも共通するものは以下の10項目である。

《参考》yieldの意味は【①…を『産出する』、生ずる（produce）：〈利益など〉を生む。②（圧迫・強制などによって）（…に）…を『明け渡す』、放棄する《＋up＋名（＋名＋up）＋to＋名》。③…を譲る、与える。〈自分〉の身を任せる。】

（1）実のなる木

病院は豊かな収穫をもたらす機関である。職員は、病気の治癒、患者の社会復帰を一番の喜びにしなければならない。

（2）収益をもたらす

病院には社会的貢献が求められているものの、医業であるからボランティアやNPOではない。医業は収益をもたらすものでないと、病院の継続はできない。診療報酬の返戻をなくすこと、医療費の取り残しがないようにすること、この2つは、収益をもたらす基本中の基本である。

また、患者や家族の信頼を受けることも、紹介や再診による患者数を増やすことになる。信頼を損なう行為をしてはならない所以である。

（3）圧迫または圧力に負けて陣地などを明け渡してはならない

暴力団や反社会勢力に屈服してはならない。

医師不足が続き、したい診療ができない、その結果、診療科を閉めるなどというのも明け渡しである。杜撰な医療、違法な行為をして、訴訟を提訴されて、賠償金の支払いができない状態に陥り、病院を閉院するなどというのも明け渡しである。

(4)誘惑などに身をゆだねてはならない、身をふけてはならない

病院の経営トップは当然のこととし、全ての職員は、誘惑に負けてはならない。不当な要求をしてはならない。違法な行為をしてはならない。

病院トップには、職員が誘惑に駆られないように日頃の管理を徹底しなければならない。

そこで、行動規範にしてはならないことを明示するとともに、就業規則において懲罰対象を明確化する必要がある。

(5)権利や地位などを与える

医療専門職は、免許を手にしたときから専門職であるのだけれど、現実にはそうはいかない。免許を授与されたときには、専門職の入り口に立ったにすぎない。しかし、専門性を陶冶するのは本人である。それゆえに、優先権を与えることや、論点を譲るなどして、専門性を高めるために自立的で自律的な行動を促さなければならない。

(6)人にものを与える

人に何を与えるのだろうか。

患者の怪我や病気には薬を与えるだけではない。慈しみや思いやりなくして患者の心を癒すことはできな

い。
烈しい陽には強烈な影ができる。張力は弾性限界を超えると破壊する。
患者にとって、雨宿りの場が病院である。
職員には、緩急をつけた管理が求められる。

（7）誘惑などに屈してはならない

道理に屈する脅しに屈する、誘惑に負ける、いずれもコンプライアンスに抵触することになるが、何よりも人として恥ずかしいことである。

（8）たわむ、へこむがあってはならない

一升枡には一升しか注げない。
過度なストレスには耐えられない。
何事にも限度がある。
限度を超えたものはいずれ破壊する。
人の管理も命令一辺倒、懲罰一辺倒ではおのずと破綻する。
定員不足が職場に負の現象を及ぼす。
ストレスマネジメントの必要性でもある。

（9）切磋琢磨する

仲間からの圧力を、ピア・プレッシャーという。ピアとは同じ立場の仲間のことをいう。

仲間の圧力は、よい影響を及ぼすこともある。切磋琢磨はそうしたことをいう。ライバルの本来の意味は互いに生長していく関係性である。

社会や職場にも危険な圧力もある。たとえば、いじめに加担するなどは危険な圧力である。薬物使用などに引き入れられるなども危険な圧力である。職員が危険なプレッシャーに直面しないようにすること、ヒューマンエラーを防止する極めて重要な管理である。

(10) 正当な報酬

報酬は、何と言っても給与であるが、褒めることも報酬である。

正当な報酬ということからすると、サービス残業などは放置できない。やる気を削ぎ、職場に負のオーラをもたらす。

第５章

病院の見えないリスクに対応する方法・事例編

1　ヒューマンエラーの防止対策で重要な視点と仕組みづくり

ヒューマンエラーは対処しても、対処しても発生する。それでも対処しなければならない。

(1)ヒューマンエラーに対処する4つのルール

ヒューマンエラーの対処法には4つの約束がある。ルール1は、発生直後に情報を伝達することである。ルール2は、関係者に情報を伝えることである。ルール3は、コミュニケートをとることである。約束の4つは、分析することである。

◎ルール1　発生直後に情報を伝達する

情報の伝達とは、事実を伝えることである。

手順は3つある。

手順1　事実だけを伝える

何が起きたかだけを伝える。

どのようにして、なぜその結果が起きたのかは伝えない。

報告システムを確立する。

報告を受ける人を特定する。

どのように報告するか、明確にする。

報告義務者を決めておく。

報告後の流れを明らかにする。

手順2　見通しを説明する
今後の予想される経過の見通しについて説明する。
手順3　調査することを説明する
更なる調査や対応について説明する。

◎ルール2　関係者に情報を伝える
関係者は誰かを決めておく。4つの手順がある。
手順1　関係者に伝える
何が起こったかを話す。
手順2　責任をとる
説明責任と結果責任がある。
手順3　謝罪する
傍観意識で謝罪しない。当事者として真摯に詫びる。
手順4　予防措置を説明する

◎ルール3　コミュニケートをとる
誰がどのように行うかを決めておく。手順は4つある。
手順1　最初のコミュニケーション
担当部門の当事者が行う。
手順2　その次のコミュニケーション

担当部門の管理者が行う。
手順3　コミュニケートのスキル
コミュニケーションのスキルについて、スタッフにコーチする。
手順4　フォローアップ・コミュニケーション
深刻な事例に対しては、経営責任者が関与する。

◎ルール4　分析する
原因を分析し、改善案を公開する。手順は3つある。
手順1　原因を公式に把握する
把握基準を確立させる。
関与していないスタッフにも根本原因を分析させる。
手順2　リスクマネジメント担当が調査する
調査を実施する。
手順3　改善策を公開する
実践することを保証する仕組みを確立する。

(2) ヒューマンエラーの類型
ヒューマンエラーとは、人間エラーであり、人間の犯すミスをいう。人間はミスを犯すものだ。ミスを犯したことがない人間などいるはずがない。

ヒューマンエラーには起こるべくして起こるプロセスがある（3章の6【指標】――ヒューマンエラー対

策を進めるためのガイドラインの項の図参照)。エラーを類型化すると8つほどになる。知覚エラー、選択エラー、判断エラー、決心エラー、操作エラー、照合エラー、記憶エラーおよび外乱エラーである。

こうしたエラーにはエラーを起こす要因がある。要因は、それぞれ次のとおり4つ程度ある。

知覚エラー…知覚不能、知覚困難、錯誤および幻覚である。

選択エラー…先入観による除去、習慣的除去、重要情報に集中および編集間違いである。

判断エラー…無判断、判断間違い、予測間違いおよび時機間違いである。

決心エラー…無決心、投機的決心、決心の遅れおよび早すぎる決心である。

操作エラー…無操作、習慣操作、操作時間不足および過剰操作である。

照合エラー…無照合、照合時間不足、照合時間過剰および不適合照合である。

記憶エラー…記録なし、誤った記憶、忘却および応用能力不足である。

外乱エラー…意識喪失、意識混濁、退屈・単調および順序の乱れである。

(3) 学びの組織化

人はミスを犯す、業務にはヒューマンエラーはつきものである。そこで、ヒューマンエラーを起こしたとしても事故につながらない対策が求められる。対策の1つにラーニング・オーガニゼーションがある。学びの組織化をラーニング・オーガニゼーションという。

安全は全てに優先する領域であるが、安全管理をはじめとした管理の質を維持向上させるために組織の学習能力を高める必要がある。組織の学習能力を高めるためには学びの組織化(チーム学習)が必要である。

チーム学習は目標や目的を達成していくために、意見交換とディスカッションを重ねながら一致協力しているチームの能力を向上させていくプロセスである。メンタルモデルの克服は組織のメンバー間で共有している固定的、硬直的なものの見方を是正していくことをいう。

システム思考は様々な問題が時間、空間を隔てながら相互に関連しあって、密接に結びついているという前提に立った思考プロセスであるが、安全をシステム化して確保するためにはラーニング・オーガニゼーションは必須である。ラーニング・オーガニゼーションとは、学びの組織づくりであり、組織の学習能力を高めることである。そのために、チームあるいは組織としての規律が求められる（出典：Frederick Simon, NSA Applied Systems Thinking Slides）。

5つの規律は、パーソナルマスタリー、共有ビジョンの構築、チーム学習、メンタルモデルの克服、システム思考である。

パーソナルマスタリーは自己研鑽を図ろうとする個人の向上心とプロセスをいう。あるべき姿、あるいはこうありたいという姿（ビジョン）を明らかにして、ビジョンと現実との間に発生する葛藤や問題を創造的な力に変えていく内発的な動機づけである。

共有ビジョンの構築とは組織内のあらゆる人間が行う業務、組織の将来像を、上司やリーダーが部下やメンバーと継続的に対話を重ねて共有し、組織として共有・浸透するビジョンを創り出すプロセスである。

チーム学習は目標や目的を達成していくために、意見交換とディスカッションを重ねながら一致協力してチームの能力を向上させていくプロセスである。対話を通じて、自分たちで全体像を探求し、意図を共有するプロセスである。気づきの状態を高めて問題の原因を探索し、目的を訴求する手法をダイアログという。

メンタルモデルの克服は組織のメンバー間で共有している固定的、硬直的なものの見方を是正していくことをいう。自らのメンタルモデルとその影響に関心を払い、自らのメンタルモデルの欠陥を探求する。

システム思考は様々な問題が時間、空間を隔てながら相互に関連しあって密接に結びついているという前提に立った思考プロセスである。全体最適化や複雑な問題解決に対処するための手法である。

（４）ヒューマンエラーと向き合う

ヒューマンエラーと向き合うために最も重要なことがある。それは、創造である。創造とは創意、改善、開発であり、工夫や知恵を働かせて問題を解決し、目標を達成していくことをいう。創造するためには創造力が必要であり、創造力を発揮する前提が想像性である。

創造力には2つの領域がある。目的の創造および手段の創造である。目的の創造とは問題を発見し、問題を創り出すことである。手段の創造とは対策であり知恵を生み出すものである。想像性は物の見方であり、ものに対する考え方である。想像性の要素としては価値観、行動、態度、精神そして性質などがある。

想像性がない人物には特徴がある。受身で肝心なことを見落とす。いつも指導や教育を必要としている。中途半端な知識しかない。指示されたことや定型的なことしかできない。惰性的である。決まったことしか関心を持たない。状況の分析があいまいである。問題を放置するだけで解決しようとしない。こうした特徴の対極にあるものが創造力ということになる。例えば、「受身で肝心なことを見落とす」のではなく「能動的で些細なことも見落とさない」ということになる。

創造力には次のような視点が求められる。

①問題意識を持つ
②問題を具体的な枠組みでとらえることができる
③問題解決のプロセスを実例として研究することができる
④期限や割り当てを自分に課すことができる
⑤制約条件が理解できる
⑥知恵を引き出すときに否定的あるいは断定的なことにとらわれない

⑦なぜかと、どうしてかという観点から様々のことに興味や関心を持つ
⑧一面的ではない見方ができる
⑨思考する段階で熱心である
⑩比較できる、違いがわかる、分析力がある

人間は、望みを叶えるために、会話を通じて、複雑な問題に対処しているが、人間の行動は環境によって相違がある。環境変化がない状況にあっては過去の繰り返しでよいが、環境変化が激しい状況にあっては新しい行動で対応しなければならない。新しい行動で対応するために求められるものが創造である。

（5）ヒューマンエラーを誘発する人間のタイプとは
人間関係の負の働きはヒューマンエラーを誘発しがちである。人間には、負の働きをしがちなタイプがあり、大概の人間の行動は、少なからず以下の5つのタイプに区分できる。

①自己中心タイプ
自分の世界を作りがちなタイプである。このタイプには、3つの類型がある。1つは、ボス型である。感情のみで人をみる特性がある。2つは、ぶつぶつ言う型である。つまらないことにカリカリする特性がある。3つは、ほらふき型である。能力を誇張しがちな特性がある。

②独尊タイプ
いつも自分が正しいと信じているタイプである。このタイプには、3つの類型がある。1つは、無責任型である。悪いのは相手で自分は知らないという特性がある。2つは、高慢型である。上司だとすると部下をパターン化してしまう特性がある。例えば、私の部下になって幸せであるなどという類である。3つは、粗

野型である。配慮など考えたことがないという特性がある。

③排他タイプ

理解できないことは排除するタイプである。3つの類型がある。1つは、苦虫型である。仕事に忠実になればなるほど苦虫をかみつぶしたような顔になる特性がある。2つは、あら探し型である。自分は完璧であるなどと思いこむ特性がある。3つは、嫉み根性型である。相手の良いところを嫉む特性がある。

④形式タイプ

何かにつけて形式を主張するタイプである。このタイプには、3つの類型がある。1つは、猜疑心型である。思慮よりも相手を先に疑う特性がある。2つは、怒鳴り型である。怒ることは正義心の発露であるなどという特性がある。3つは、嘘上手型である。場を盛り上げるために嘘をつく特性がある。

⑤調子合わせタイプ

安請け合いを身上とするタイプである。このタイプには、3つの類型がある。1つは、お上手型である。イエスマンでいつもOKサインを出す特性がある。2つは、ムード志向型である。その場の雰囲気次第で対応する特性がある。3つは、権威追従型である。相手の権威に弱く追従する特性がある。

2　ヒューマンエラーを防止するための6つの行動

(1)　先手を打つ

ヒューマンエラーを防ぐために先手を打つには、〝負の働き〟を封じ込めなければならない。負を封じ込めるための6つの行動がある。

誠実であること、責任感が強いこと、積極性を発揮すること、順応性をもってことに当たること、科学的

ヒューマンエラーを誘発する人間のタイプ

自己中心型 主人公は自分の世界をつくる	**独尊型** いつも自分が正しい	**排他型** 理解できないことは排除する	**形式型** 何かにつけて形式を主張する	**調子合わせ型** 安請け合いが身上である
ボス型 感情のみで人をみる	**無責任型** 悪いのは相手で自分は知らない	**苦虫型** 仕事に忠実の者は苦虫や悲壮顔	**猜疑心型** 思慮よりも相手を先に疑う	**お上手型** イエスマンでいつもＯＫサイン
ぶつぶつ言う型 つまらないことにカリカリする	**高慢型** 私の部下になって幸せである	**あら探し型** 自分は完璧である	**怒鳴り型** 怒ることは正義心の発露である	**ムード志向型** その場の雰囲気しだい
ほらふき型 能力を誇張する	**粗野型** 配慮など考えたことがない	**嫉み根性型** 相手の良いところを嫉む	**嘘上手型** 場を盛り上げるために嘘をつく	**権威追従型** 相手の権威に弱く追従する

な視点からものを見ていくこと、協調することなしに物事は成し遂げられないという信念を有すること。

ヒューマンエラーに先手を打つためには、３つの段階がある。形にのめり込んで全てを知る段階、形から出てみて全てを知る段階、形に戻って全てを知る段階。この３つの段階は、能楽の教えの真髄である序破急に通じる。師匠あるいは伝統のやり方を真似て全てを知る段階が序、師匠のやり方あるいは伝統を外れて自分なりの工夫をして全てを知る段階が破、師匠のやり方あるいは伝統のやり方に戻って全てを知る段階を急という。

ヒューマンエラーに先手を打つためには、自他の行動に精通することである。自他の行動に精通する方策はいくつかあるが、何よりも相手の良いところを知ることである。相手の良いところ知るためには、まずは自分が負ではないことを、自分の良い印象を相手に伝えなければならない。良い印象を伝える要素は次のとおりである。

【良い印象を伝える】
①楽しそうな声である
②言葉が全て聞き取り易い
③声量とピッチが変化に富んでいる
④抑揚が豊かである
⑤間の取り方が適切である
⑥相手の関心をつないでいる
⑦重点を強調している
⑧誠実な話し方である

良い印象を伝える目的は、相手に受容されることである。相手が自分を受容していないとしたら、相手は負の働きに出ないとは限らない。人に受容される要素は以下のようなことである。

【人に受容される要素】
①正直な
②信頼がおける
③思慮深い
④誠実な
⑤親しみやすい
⑥知性的な
⑦慈しみがある

しかし、相手が受容的であるだけではなく、相手が負の状態にならないようにする必要がある。そのためには、その気になってもらうことである。「なるほど、そういうことなら協力します」、という状態が欠かせない。そこで、その気になってもらうために説得である。説得力を高める要素は次のとおりである。

【説得力を高める要素】

①明朗、正確、肯定的に話す（話し方の3原則）
②威圧感、疑惑感、嫌悪感を与える話し方をしない（拙い話し方3点セット）
③口調に変化をつける
④語調を強め、繰り返して強調する
⑤語尾をはっきりと話す（消えてはいけない、消すと肯定か否定かわからなくなる）
⑥あいまいな表現を避ける（言い切る）
⑦身に付いていない用語は使わない（理解していない外来語は使わない）
⑧接続語はゆっくりはっきり話す
⑨アノー、エーなど不要な表現を使わない（とか、よ、みたいな、ほう、あたし的、ヤツ弁は使わない）
⑩二重否定を避ける
⑪要所で区切り、相手が考える時間を用意する
⑫過度にならないユーモアも織り交ぜる

（2）相手の存在を認める

相手の存在を認める行動をストロークという。人間は一人では生きてゆけない。相手を求めて生きているといってもよい。つまり、人間はストロークを求めて生きているということもできる。そのストロークであるが、プラスとマイナスがある。相手を幸せな気持にしたり、喜びを与えたりするものをプラスのストロー

クという。相手を否定的に見て不愉快で憂鬱な気持ちにするものがマイナスのストロークである。

ストロークを活用するために知っておきたいことがある。それは、人間には3つの私と5つの心があるということである（米の心理学者エリック・バーン）。3つの私とは「親の私」「大人の私」「子供の私」である。「親の私」は自分の両親の考え方や行動や感じ方を無意識で真似ている「私」である。こうあるべきであるという理想を求めたがる。相手を優しくいたわったりあるいは厳しくしつけたりする。「大人の私」は多くの情報を集めて、今なにをすべきかを冷静に判断して、感情や欲求を制御する。「子供の私」は本能や感情に関係し、生命活動の源になる。あるがままに振る舞ったり、我慢したり、妥協する私である。

「親の私」はparentであるから「P」という。「P」には厳しくしつける「父親の心」（father）と優しく思いやる「母親の心」（mother）に分けることができる。「大人の私」はadultであるから「A」という。「子供の私」はchildであるから「C」という。「C」は自由に振舞う子供「free」と素直にしたがう子供「adapted」に分けることができる。FP、MP、A、FC、ACの5つを「5つの心」という。

性格は文化によっても形成される。特定の文化に所属する者達に対して、互いに共有する意味の蓄えが与えられる。社会的な適応や社会的な知恵として応用される。性格を測る尺度にはいくつかのものがある。例えば、情緒安定性の高い人は、概して健康であり楽観的で明るく落ち着いている。

「賢い人も普通の人と同じ感情を有している。物事に直面したときに、喜びも悲しみもあらわにする。ただし、物事に反応するときに、感情だけで流されることはない」

相手の存在を認めるためには、性格を知ることが手始めである。

（3）困ったことを解決する

人間を行動に駆りたてるもの、内面にある力、内面の目標思考、制度から成り立つ。

ヒューマンエラーに対応するためには、「If I were you」の視点に立って自分の行動を振り返ることだ。困ったことは放置しない。困ったことを解決するためには〝上手く困る〟ことである。それには、困ったこと仲良くなるといい。事実を受け止めて改善する視点を明確化することである。〝下手に困る〟と抜き差しならなくなる。

〝下手に困る〟典型は4つある。

①長短広狭近遠こだわり型

長くすればよい、短くすればよい。広くしたらあるいは狭くしたら上手くいく。近くに置いたら遠くにしたらなど見方を変えることによって解決する。

②小理屈こね回し型

時間が足りないからできない。古いので故障が多い。修理の仕方が悪いから駄目になる。やる気がないから上手くいかない。

③短絡思考型

出勤率が悪いのは気が弛んでいるからだ。整理整頓ができていないのは収納棚がないからだ。管理者が悪いからデタラメなことになる。

④楽天型

そのうち何とかなる。誰かが助けにきてくれる。事情が変われば問題がなくなる。これでは解決はできない。

ヒューマンエラーを発生させないためには人間的要素を理解することである。

【人間的要素】

①時間が正確である

人間の性格・行動タイプ

達成意欲 優れた基準をもって競争に携わる、達成志向は貢献に対して最も際立った特長である	**支配服従度** 支配は自分の環境を支配し他人に影響を与える欲望、服従は控えめでおとなしく協調的である	**内向外向性** 内向はもの静かで控えめ、外向は人を動機づけ、統率しようとし、グループ活動に参加する	**育成** 助けを求めたい者に同情し欲求を満たす	**社交性** 人との交わりが好きで、交際術に長けている
親和性 自分が他人に受け入れられるための歩み寄りである	**自我の強度** 現実的に冷静に果敢に取組む特性である	**柔軟性** 現実的に受け入れる態度、変化を積極的に受け入れ建設的に利用していく	**客観性** 自分も他人も客観的に捉えることができるが同情心にかけるところがある	**寛容性** 自分と大きな意見の異なる者にも不安を感じない
不安度 外的刺激を評価する能力から不安のレベルを決める	**情緒安定性** 気分や興味などにムラがない、自分の感情を抑制し否定的な行動をしないようにする	**独立度** 自らの意思で決定する、攻撃的で大胆で辛らつである	**冒険性** あいまいさに対して寛容さが高い	**固執** 何度も繰り返し違った方向から問題に対処する
自己主張性 自由に発言できる技術	**熱意** 活発であり、注目されることが好き	**誠実性** 知的で忍耐強く、道徳的価値や行動を大切にする	**自信** やり遂げられると確信している	**洞察力** 他者が何を考え感じているかを理解する
規律正しさ 自己管理に優れ几帳面である、自分に対する周囲の評価を強く意識する	**活力** 肉体的かつ精神的な活力がある	**動機** 人間を行動に駆りたてるもの、内面の目標思考、制度から成り立つ	**自立能力** 創造力を発揮して状況の変化に対応できる	**独創性** 新しい発想や独自の考えの組み合わせができる、本来の性質や障害を打ち破り境界を踏み越える

②正確に判断している
③準備に十分な時間を使っている
④説得力がある
⑤熱意がある

（４）目標達成志向をする

エラーを事故に直結させないためには、ヒューマンエラーに対する目標づくりが必要である。目標とは、到達すべきゴールであり、挑戦すべき領域である。目標と向き合うためには、達成志向行動が求められる。目標達成には３原則がある。目標は公開すること、目標に向かって行動する、目標の達成度を評価すること、である。

【目標の設定】

①当事者意識を持って設定する
②設定することは必ず達成するという意欲を持つ
③情熱を持って目標を設定する
④旺盛な開拓者精神を発揮して設定する
⑤協調性を持って目標を設定する
⑥異質なことにも視野を広げて設定する

【目標を公開する】

①安易な目標ではなく自分に厳しい目標を作る
自分に厳しい目標を設定する。困難ではあるが、不可能ではない目標を設定する。
②些細なことも対象とする
どんな些細なことでも、蔑《ないがし》ろにすると重大な結果を及ぼすという認識が必要である。
③公開は仕事の入り口である
目標を公開しないと、目標の値を低く下げかねない。
④明確に公開する
好みで公開する内容に差をつけてはいけない。
⑤公開することに喜びがある
公開することによって、関係者が共に喜び、達成する後押しとする。

【達成志向行動をする】
①キビキビした態度で臨む
②真摯に、明るく落ち着いた態度で行動する
③失敗は誰にでもあるもの、という覚悟で真摯な態度を崩さない
④誠意と熱意を持って行動する
⑤快活さを保つ
①周囲に目配せしながら行動する

3　事例でわかるヒューマンエラーの防止対策

ヒューマンエラー対策にとって大切なことがある。危機一髪という事態の中で、なぜ最悪の事態にならなかったのか、なぜ助かったのか、なぜ破局を免れることができたか。

職員と患者や家族との対応には多くのヒューマンエラーが起こる。それは、職員が些細なことと思っていても、患者や家族からすると重要なことと感じているからである。それゆえに、もし、私がこの事例の当事者だったら（If I were you）というケーススタディによる疑似体験訓練に意義がある。

クレームそして事故の大半は「人」の問題である。「人」が絡んでクレームや事故が発生するのである。クレームは「人」の行いによって起こる。

②操作する「人」のミス

③操作自体の欠陥や故障

④ミスを誘発する装置を設計したのは「人」

⑤発生した故障を修理するのは「人」

⑥装置の欠陥部分や故障しやすい状態を事前に見つけなかったのは「人」

⑦それまでに発生したトラブルを放置したのは「人」

緊急事態を作らないように予測することが大切である。まずは、「緊急型」のヒューマンエラーである。驚き、急ぎ、慌てふためいてとる行動はエラーを生みやすい。

急いだとき人はどうなってしまうのか。1つのことにとらわれやすくなり、全体が見通せなくなる。冷静な判断ができなくなる。記憶でさえも生かせない。後になって平静さを取り戻せば、あのことだったらよくわかっていたのに、あの時はまったく思いつかなかった、ということもよくある。動作ばかりが先行してくる。判断抜きに、動作ばかりがバタバタと行われる。急いでブレーキを踏んだ。本人はそのつもりである。しかし、慌てたときの行動は粗雑で、いつもだったら当たり前にできるのに、方向が狂う、ブレーキのつもりがアクセルを踏む、そして懸命にそれを踏み続ける。どうすればよいのか。

事例研究はサイコドラマである。クレームを未然に防ぐためのポイントは患者の心理に精通することにある。患者の立場に立つことは難しいことであるから、ケーススタディによる役割認知が役立つ。ケースを通じて提供するサービスの品質、機能、方法、時間が患者の要求に適っているのかをケースを通して確認する。

患者からのクレームを放置すると大事故につながる。いい加減な対応や「心ここにあらず」の対応や面倒くさいという感情を持って対応していると、患者は悪い感情を持つ。たったひとつの手つかずが、患者に悪感情を提供することになる。

また、「物言わぬ大衆」という観点も事例研究には欠かせない。患者の立場に立って、適切なケアをどのように提供すればよいのか、を明らかにすることもケーススタディに期待する効果である。同じようなクレームを発生させない、あるいは発生したクレームの解決のためにヒントとなるのが「物言わぬ大衆」の無言の中にもある。それでは、何も言わない患者の声をどのように把握したらいいか。期待どおりに満足だったのか。納得して受入れていただけたか。物言わぬ大衆としての患者を登場人物に見立てた事例から学ぶことはそう簡単なことではない。行動に焦点を当てた観察が必要である。

人が心に思うことは動作や仕種あるいは目線に現れるものである。立場を変えた見方をするためには、相手の立場に身をおき、院内で立場変容の訓練を実施する。

集団が行動する場合には、平常時と異常時とを問わずルールが確立されていなければ正常な行動は期待できない。ルールとは約束事であるから、どのようにも作ることができるが、重要なことは、守られるルールでなければならない。ルールは本来その時代に順応して変化するべきものであり、ルールは常に「現在」の時点に立って見直しをする姿勢が必要である。

ルールは患者の安心安楽安全のためにある。職員個人のためにあるものではない。ルールの内容が実態に合わないからといって、自分勝手に良いと思う方法を採用することは許されない。組織全体から見るとルール違反であり、場合によっては非常に危険な事態を招きかねない。

◎事例1　『担当医が不在なので、後日来てください』

これは、『担当医が不在なので、後日来てください』、と告げられた時の患者のアクションである。

患　者「約束どおり来たのに、どうなっているんだ。他にわかる医師はいないのか」

担当者「申し訳ございません。あいにくですが、担当医から何も連絡を受けていないもので…」

患　者「この病院はいつもこうなんだから、どうしてくれるのだ、この忙しいのに」

この事例で「情味ある話法」は、次のどれだろうか。①そんなふうにおっしゃらなくてもよろしいじゃありませんか。②ご迷惑をおかけして申し訳ございません。③申し訳ございません。④ご不快な思いをなさっていらっしゃると思います。私で対応できますことをお応えさせて頂きます。

この事例では、④が患者の気持ちを受け止めている話法である。実際の場面では、「ご不快な思いをなさっていらっしゃると思います」、この一言がなかなか口に出ないものである。次の事例はどうだろうか。

約束の時間どおりに患者が受付にきた。担当者は後方にある事務室に行っていて不在だった。担当者が不在であると伝えた他の担当者のその後の用語は、「どのような御用ですか」であった。「どのような御用ですか」だけでは正しくない。患者にお待ち頂いたという事実を受け止めていないからである。「お待たせして申し訳ありません」、この一言が必要である。患者の発言を妨げずに聴き、患者の失望感が充分に理解できるという気持ちを態度で表現して患者の気持ちを受け止める。クレームが大袈裟になってしまう原因の多くは、クレームが持ち込まれた最初の段階で患者の気持ちを受け止められなかったからなのである。

患者の要求やクレームの中身は千差万別である。不当とも思えるようなクレームもある。患者は自分中心に考えがちであるが、職員の言動かヒューマンエラーになりえるという見方からすると患者は何時も正しい。患者の存在なくして病院経営は成り立たない。そこで、クレームに対する効果的な説得が必要である。効果的な説得とは誠心を基盤としたものでなければならない。説得は、相手に得を説くことである。得とは患者の期待や要求に合致したサービスを提供することであるし、加えて病院の付加価値に気づいて頂くことである。説得を受けた患者が、なるほど得をしたと思ったときに、得を納めることになるから納得する。患者にご満足頂くための対応技術の主要なものの一つが説得である。説得とは、患者をその気、つまりこういう対応なら安心という気持ちにさせることである。患者のこころを支えるためのものである。それゆえに、説得には、患者の気持ちを受け止めることができる「情味ある話法」が必要である。

（1）病院の経営は、患者づくりから

患者のクレームを理解するためには、患者の目の高さに立つことが必要である。診てあげる論理では、患者への対応の仕方が的外れになる。クレームには決定的瞬間というものがある。

99－1＝0

この算式は既に述べたが決定的な瞬間を表している。患者に対する対応行動が100項目あったとする。このうち、99項目は期待どおりの対応行動をしたとして、しかし、残る1項目が上手くできなかった。患者の心理は、99項目に満足していても残り1つが不快であるとすると、この1つが引き金になって全てを不愉快に思ってしまうことがある。1つが引き金になって全てが無に帰してしまうことをクレームの決定的瞬間といい、99－1＝0で表す。例えば、小売店の事例としては、釣銭が少なかったとか、包装を開いたら傷ものだったとか、いうたぐいである。患者にとってマイナスの引き金になると、それまでの丁寧な対応やおもてなしが水泡に帰す。不当なクレームと思えるようなものも、よくよく分析すると、患者にマイナスの引き金を引かせてしまったある種の対応があったことに気づくものである。

クレームは不当な言いがかりが多い、こうした考え方に立っていると不満を感じる患者の心理を理解することはできない。苦情や要望にはサービスを高質化する貴重な提言があることが多い。全ての職員が謙虚にクレームに耳を傾けることが必要である。診てあげる意識から診させていただきます意識への変革、つまり、IN－OUTからOUT－IN（マーケット・イン）のシステムが整備していないと患者第一主義は達成できない。

（2）患者の生涯ステージを共感し共有する

サービスの特徴は、無形、非貯蔵性、一過性、不可逆性そして認識の困難性にある。今や、「共」にが求められている。WITHの時代が到来している。生きがいを大切にしながら共に生きる時代であり、人間に焦点を当てて人間の満足度を高めるために丁寧な対応が求められている。患者との共感性を高めているか。一人ひとりの個性を認めて人格を尊重しているか。患者がどう感じているのか考えながら行動する。どのように考えようとしているのかを見極める。攻撃的ではなく受容的に対応する。人となりを知ることに強い興味を持つ。言葉だけではなく感情に反応する。いつも開放的で肯定的な態度と行動をとることである。へつらいや同情では共感とはならない。一人よがりでは意味がない。

そこで、次の4つの視点が欠かせない。

第一に患者の行動の意味を知る。

第二に話しぶりや話の内容を理解する（批判的、忠告的な態度をとることなく）。

第三に同意と確認の対話を心がける。

第四に効果的なボディランゲージを活用する。

患者心理をありのままに受け入れる。自分がしてほしいことをする。正しい言葉、美しい言葉づかいを心がける。４Ｓ対応をする（笑顔、迅速、洗練、誠実）。患者に納得いただき満足いただける行動をする。サービスは組織全体としての統一性が求められるものであり一定のルールや標準が必要である。サービスは病院全体が志向するものであり、担当者一人だけで達成できるものではない。サービスは患者を心地よい気分にすること、満足感を抱いていただくことが要諦である。患者の生涯ステージの満足度追求のためにクレーム対応教育が求められているのである。

◎事例２『受付担当に問合せをしたが埒が明かない』

外来診療を終えた患者からの問い合わせである。11時15分頃、受付担当に院内のレストランの利用時間についての問い合わせがあった。

受付担当「11時30分にオープンします」

12時30分、患者が事務長に面会を申し入れてきた。

事務長が面談したところ、３つの指摘があった。

①食堂のオープン時間が11時45分であった。受付担当A子さんに確認した11時30分にはオープンしなかった。

②11時45分になってオープンしたもののランチ食の展示をオープン後に行っていた。注文をした時間は結局のところ11時55分ほどであった。

③病院職員の併用利用であるが、メニューは違っていて、見た目には明らかに職員のランチが美味しそうである。

事務長はすぐに食堂と受付担当に連絡をいれて確認した。患者から指摘があったオープン時間と注文可能時間は事実であった。職員とのメニューの違いも指摘されたとおりである。

事務長としては見た目に、美味さが違うとは思わなかったが、そういう印象をお持ちになったことは理解できた。

《解決のポイント》

①院内のレストランが営業開始時間11時30分を守っていない。

②院内のレストランが営業開始時間を遅延させ11時45分を新たな開始時間にしつつある。

③院内のレストランが営業開始後、注文を受ける体制にない。

④受付担当が上記①②③の事実を把握していない。

⑤職員食と利用者食に違いがある理由に明確性がない。

◎事例3　『つり銭が少ない』

訪問看護師にお釣りを間違えられた。

訪問看護ステーションの利用者の家族から所長に電話が入った。

利用者の家族の申し立てによると、担当の訪問看護師がお釣りを誤魔化したということであった。

所長は担当者から事情を聞き対応すると答えて電話を切ろうすると、担当看護師を代えなければ他のステーションにするという剣幕である。

担当ナースが戻ってきたので確認すると、1万5000円をお預かりしたのに、2万円を渡したと主張してやまないということであった。

《解決のポイント》

患者にどのような接客及びマナーで対応すべきなのか。患者から信頼を得ることが接客およびマナーの本質である。信頼を得ることは患者満足の本質である。固定観念、先入観は、理解や解釈に誤りや偏見を生じる。興味を持っていることや良く知っていることは、説明不足、早合点、誤解が生じる。悪感情は、感情的な偏見、歪曲、誤解が生ずる

患者の目の前で互いが現認することである。受け取った額をその場で、相手に確認を求めてからＯＫサインを得る。

患者の立場に立つことも必要である。知識、経験、能力、性格、価値観を知るのである。そして、適切な伝達方法をとる。表現法、口調、媒介、距離、時間を選ぶ。例えば、訪問先では患者とは現金の受け渡しは行わないで、家族を通じて銀行振り込みにする。

◎事例４　『こんなに混んでいるのだから、もっと早く処理するよう、何とか考えろ』

待ち時間に対するクレームである。窓口で待ち時間が長すぎると怒鳴っている患者がいる。患者に率直にお詫びをした。すると、声を上げるまで職員が見て見ぬふりをしていたのが気に食わないという。

待ち時間に対するクレームの多くは、順番を取り違えた、いつ呼ばれるかわからない、こんなに苦痛な思いをしているのがわからないのか等に集約できる。

《解決のポイント》

端末機を使用して待ち時間や順番を患者に知らせるという方法もある。しかし、デジタル化したら問題が無くなるわけではない。

対応には3段論法がある。まずは、患者の立場に理解を示しているかどうかである。次は、時間どおりの応対、キビキビした応対をする。そして、ムダがない、ムリがない、不快さがない応対をする。

受付で混雑していることを伝える。そして、了解を得ることである。インフォームドコンセントは医師に専属したものではない。インフォームドコンセントの手順は、6つある。①説明する、②説得する、③納得したことを確認する、④合意を得る、⑤共有する、⑥行動する、である。

◎事例5　『名前を呼んだ時いなかったので後にしました』

外来で名前を読んだときに本人がいない。

後回しにして対応した。

患者の言い分である。

トイレに行く前に他の看護師Aに尋ねたら「まだあと5人いますから、どうぞ」と親切に言われたので行ってきた。

当日の午後、ホームページに抗議のメールがあった。

「待合室に到着した時点で、看護師Aに自分の名前を伝えると、30分ほどかかりますと言われたから、まずは、トイレを使用し、売店で買い物をして、20分ほどで待合室に戻った。そしたら、後から来た人が診察室に入っていた。看護師Bの、『いなかったから後にしました』という言い方は許しがたい。現に、後回しにされて、1時間ほどしてから名前を呼ばれた。外来順番の管理はどうなっているのか。」

《解決のポイント》

患者は待ち時間だけではなく、待ちの順番にも神経を使っているものである。予想時間以上に待たされた、後回しにされた、順番を飛ばされた。こうしたことは、患者にとっては、些細なことではなく、重要な事柄である。

◎事例6　『(腰痛の患者に対して）うちは救急外来をやってません』

ビジネスマンが夜間、来院してきた。

外来時間外の受診患者である。

窓口で開口一番、訴えた。

「朝から腰痛がおさまらない」

受付に訴えている。

受付は説明した。

「当院には救急外来がありませんので、他の病院に行ってください」

ビジネスマンはなおも食い下がる。

「明日は朝から大事な仕事があるため、この痛みをとって欲しい」

「今回だけですよ。当直医師に相談してみます」

受付けは、入院棟の当直医師に頼み込んだ。

医師は、

「時間内に受診してもらわないと…」

と言ったものの、痛み止めの治療をした。

「検査が必要ですから明日の午前中に外来にきてください」


翌日、ホームページ上で病院長と事務長に対する抗議が書き込まれた。

事務長は、病院としては、特段の落ち度がないと判断して返信をしなかった。

すると、「駄目病院、いじわる病院」というタイトルで病院の実名入りのメールがネット上に流れた。メールの書き出しである。

「私にとっては外来も入院棟もない。外来時間中に発病、急変するとは限らない。医師は急病人を診るのが仕事ではないか。診るなら診るで、あの態度はなんだ。私に対して、医師は明らかに不満顔だ。仁王立ちだ。診察台に横たわり苦痛に顔を歪めている私に言った言葉、あれは何だ」

『私は、外来担当ではない』

「あの言葉に返す言葉もなかった。あのひと言でさらに腰痛が増した」

《解決のポイント》
診るなら診る。診ないなら診ない。
受付の対応が患者の立場に立っているように思わせている。
今日だけとか、今回限りは禁句である。
外来時間外に診察をしてあげたのにという態度が明らかである。

◎【事例3、4、5、6に対する解決のポイント】

最も重要なことは再発防止への取り組みにつながっているかに尽きる。クレームの発生原因について事例を提示したが、こうした事例について、原因の解明を行っているか。クレームの改善策の検討を行い、対応方法を習得したか。クレームの原因に焦点を当てた改善計画を立てているか。クレームを解決するために役割分担をして対応しようとしているか。

（1）発生時の対応が適切か

事故が発生したら、すぐに職場の所属長に報告、所属長不在時は、その代行者に報告を行っているか。クレームの大小にかかわらず、全て報告する責務がある。発生時に生命に危機を及ぼすような状態あるいは緊急事態であれば、すぐに救急処置あるいは緊急避難を行う。急変時の対応について提示できているかが評価の主たる対象となる。

（2）記録と報告

クレーム発生時の現場と患者の状況を記録しているか。その後の対応についても事実を客観的に記録しているか。クレームが起こった時の状況を、報告して、記録に残しておくことがクレーム対応の基本である。
①記録をする担当者の名前、所属部署、記録日、②患者名、年齢、③発生日時、④発生場所、⑤発生状況、⑥事故発生時、どのような処置や対応を行ったのか、⑦その時の反応はどうだったのか、⑧誰に報告して、その後の対応を行ったのか。

（3）患者あるいは家族への説明

患者あるいは家族への説明は妥当か。発生時の家族への連絡の在り方によって、家族の対応も変わってくるものである。説明の内容は、主として5つある。①発生の時間、患者の状況について具体的に説明する、②発生直後、職員が行った処置やケアについて説明する、③発生から家族に連絡するまでの、患者の様子について説明する、④経過については、家族にわかりやすく、口頭だけではなく書面でて伝える、⑤今後、予測される状況について、説明を加える。

（4）自己流が新たなクレームを招く

患者のケアで例示する。24時間365日一人の職員が一人の患者にケアを提供することは不可能である。一人の患者に対して、職場単位の職員全員でケアを提供する。このときに、ばらつきがあっていいものと、絶対にばらつきあってはいけないものがある。

例えば、ベッドからストレッチャーへの移動介助を行うとき、移動前後の患者への声かけと準備、ベッドとストレッチャーの位置関係、移動方法などの手順がある。手順によって、患者の身体にどのように接触して移動介助を行うのかが統一されていなければ、「自己流」になる。

患者の状況に合わせて行われるはずの援助が、患者が介助者に何も言えず合わせていると精神的なストレスも起こりうる。職員間で統一されていない「自己流」のケアは、思わぬ事故を招くことになる。決まった行動を組織ぐるみで行うことは職場の規律維持にも効果がある。規律のルーズな組織は、まとまった行動がとれないので、効率が悪く、所期の成果を上げることができない。組織の弱体化は、全体より個人の利益を優先させることから始まる。

自己流ではなく決まった行動を組織ぐるみで行動するための具体的な方策としては、次のようなことがある。

①日程表を提出させる

自分自身の業務計画や行動予定表を作成させ、提出させる。

②権限項目の明細を知らせる

権限は、なるべく具体的に詳しく明示しておく必要がある。

③一致協力させる

仲良し集団を作るために協力するのではない。協力体制を作り出すためには、目標、目的、理由、効果などを十分に担当者が理解しておかなければならない。

（5）ケアの標準化と個別化

単にマニュアルを作成してその通りに行えばいい、というものではない。ケアサービスの標準化を図ることによって、提供されるケア手順のばらつきが少なくなるから、患者や家族が安心してサービスを受けることができる。また、むだな業務手順を省くことができるため、ケアが効率良く提供できる。ケアの個別化が必要な理由は、患者一人ひとりの心身の状態や生活歴、趣味やライフスタイルには違いがあるからである。一般的な手順や方法による画一的なものでは、十分なケアサービスは提供できない。提供するサービスの「個別化」は、一人ひとりの患者の全体像をアセスメントして、必要なケアの計画を立てて実践していく。

（6）苦情対応と不安の緩和

患者自身の問題を患者の立場に立って解決する仕組みとして、「科学的根拠」および「不安の緩和」という視点が重要である。この「科学的根拠」が必要であるという視点は、ケア担当者として決して忘れてはならないし、「不安を緩和」をするためにケアを提供している、という価値観を常に心に刻み込んでおかなければならない。心の中に揺るぎない確信として、「科学的根拠」および「不安の緩和」というものを持っていなければならない。確信さえあれば、苦情に対し、タジタジとなり、弁解し、いたずらに受身になることはなくなる。〝つもり違い〟から生じる苦情は早期に解決するにかぎる。

患者に焦点を当てた業務をしているつもりでも、つもり違いが生じる。〝つもり違い〟を発生させないためには少なくとも2つの領域の学習が必要である。1つは患者心理を習得すること、もう1つはケアの流れそのものを科学的に熟知することである。

苦情が出る具合は、患者心理からある程度の傾向を知ることができるし、ケアの科学的根拠に焦点を当てることによって不具合や課題が探索できる。苦情は、約束違いあるいは内容違いによって生じた不具合や事故である。患者から寄せられた苦情の対応が悪ければ患者に不満や不安を生じさせることになるし、対応が上手ければ患者は納得して信頼感や安心感を抱いていただける。苦情対応は苦情から逃げないことが肝要である。要点はいかに苦情に立ち向かうことができるかにかかっている。

思い上がりと自信の違いを認識することは難しいが、思い上がりをしないで、しかも仕事に対する自信がなければ良い仕事はできない。自信があっても相手の要求どおりの仕事ができなければ、思い上がりということになる。仕事を相手の立場で、これでよいかをもう一回、診断し、見直していくことである。そして、相手の期待に応える。相手の要求に応じる、ということである。

(7) コミュニケーションが防止に役立つ

専門職として求められる能力には3つのものがある。専門的能力(テクニカルスキル)、概念化能力(コンセプチュアルスキル)および対人関係能力(コミュニケーションスキル)である。テクニカルスキルは手技などケアに必要な専門的な知識や技術である。コンセプチュアルスキルは目標設定やケア計画を作るために必要な枠組みを明確にする能力である。コミュニケーションスキルは相手の要求や相手の期待を受け止めて、相手と意思疎通（分かち合い）する能力である。患者や家族が、サービスを提供する側にどのようなことを要求しているのか、その結果として何を期待しているのかが理解できなければ、分かち合いは難しくなる。コミュニケーションの質を高めるためには相互理解が欠かせない。

コミュニケーションには、説明する、説得する、納得を確認して合意を得るという経緯が大切である。患者にどのようなケアを提供したいのかを事前に説明し患者の合意を得ること（インフォームドコンセント）は、相互理解の重要な領域である。相互理解は事故を防止する基本である。一方的な視点でケアを提供したのでは「つもり違い」や「おもい違い」が発生するだけではなく事故の要因となりうる。

（8）火に油を注ぐ対応話法

クレーム対応のポイントは患者の心理に精通することである。患者の心理を忖度することは難しい。対応を間違えると火に油を注ぐことになりかねない。留意しなければならないことは、「患者からのクレームに、関心を示さないで放置すると、患者の不快感は増大する」ということである。

患者のクレームに対していい加減な対応や「心ここにあらず」の対応や面倒くさいという感情を持って対応していると、患者も同じように悪い感情を持つ。クレームを手つかずにしておくと患者に更なる悪感情を提供することになると心得えなければならない。

クレーム対応が効果的でない状況にあって、安易なお詫びの言葉を申し述べると、患者がますます不快に思うものである。患者が望んでいるものは何かを確認することなしにお詫びをすることも、火に油を注ぐことになる。クレーム対応の基本は、患者に満足していただくことにある。効果的なのか、患者が望む対応をしているのか、絶えず患者の立場に立って診断することが必要である。患者の目の高さを理解し、患者の望む対応ができていない場面で、「今後気をつけます」「ご迷惑をおかけしました」「もう、このあたりでご勘弁ください」などと打ち切ろうと感じられる用語を使うと火に油を注ぐことになる。

クレーム対応には３つの要素が含まれていなければならない。「患者に焦点をおく」「患者の自尊心を傷つけない」「患者にとって効率よく対応する」。こうした３つのことに合致しない対応あるいは用語は火に油を注ぐことになる。そこで、火に油を注がない対応としてどのような実践行動が求められるのかを教育する必要がある。

（9）明日に向かって

クレームに求められる対応の技術を集約すると３つある。１つは、患者に焦点を置く対応である。これは、患者に柔らかい視線を向ける。患者の話を遮ることなく、軽く頷きながら聴くことで実践できる。２つは、患者の自尊心を傷つけない対応である。説明を一方的に行うのではなく、患者の目線や顔つきから、関心を示している事柄を見極め、患者の心理に共感する。共感とは、患者の気持ちを察して、感情を込めて対応し、患者の反応を待ってから対処することである。患者を名前でお呼びするというのも大切である。信頼関係を形成することができるし、名前を覚えてくれている、というのは自尊心が高まる第一歩である。

３つは、患者の期待や要求を確認する対応である。患者の期待や要求を確認し、対応できるサービスを提示する。

こうした３つの対応は、患者と信頼関係の絆を作るものであり、患者とこころの架け橋を架けるために求められるものである。クレームとは、いずれ、信頼関係を築きたいという患者の情報であり、声援である。

◎事例7　福病連携事例〈特養入居中の高齢者に対する緊急入院および治療方針〉

Aさん（85歳　男性）
主病名　腎不全
既往歴　リウマチ（50歳頃〜）　高血圧（55歳頃〜）

〈経過〉

腎機能の悪化が見られ、腎不全の疑いがあり、入院した。腎機能低下だけでなく腎性貧血や心肥大などがある。透析が必要である。医師は、状態と透析について、特養の看護師および長男に説明した。長男は「先生にお任せします」と答えた。

特養の施設長から長男に連絡があった。Aさんを透析施設へと送迎することは難しい。シャントや食事制限など透析患者の管理ができない。入院中に透析ができる受け入れ先を探して欲しい。

長男は困惑し、ショックを受けた。長男は、特養に出向き、施設長に食い下がった。以下は、施設長の説明である。特養の方針として、透析をしないとしたら受け入れは可能である。嘱託医でなく専門医に通院し治療を受けることはできる。医療処置や蘇生しない方針を事前に了解してくれれば、施設内で最期の看取りをすることは可能である。

《解決の視座》

主として、倫理上の問題および医療上の問題である。

（1）倫理上の問題

高齢者自身の身体状況や治療方針が高齢者には伝えられていない。

透析治療を導入すると高齢者は入所施設を退所しなければならない。
高齢者自身の意思が確認されないままに透析治療が開始されようとしている。
透析しない選択を受け入れた場合、倫理的責任つまり、治療放棄にはならないか。

（2）医療上の問題

長男は腎不全や透析治療についての正しい理解ができていない。
医療者に任せている。
疾患、透析治療、予後等についての情報提供が十分理解されたとは言えない。
透析治療を拒否する可能性もある。
透析治療を拒否した場合に受け入れてよいか。

（3）家族の葛藤

透析治療によって、腎不全の症状は改善され、余命の延長の期待は高まる。
現施設を退去しなければならないから余生を過ごす場所を失うことになる。
透析治療をしなければ余命が短縮する可能性がある。
施設入所は継続でき、看取りをしてもらえる可能性もある。
透析治療するか、しないか。

（4）透析治療をするか、しないか

高齢者とってＳＯＬは望めてもＱＯＬが望めるとは限らない。

透析治療は医療上必要である。
家族が理解できるように情報提供を行う。
透析によりＳＯＬが望めることを伝える。
家族が理解できるように情報提供（インフォームドコンセント）を行う。

《解決する視座》
家族が理解できるように情報提供を行う。透析をする、しないを含めて。人生の過ごし方を意思決定できるようにする。

（１）インフォームドコンセント
医師が透析治療のメリットとデメリット、および透析をした場合としなかった場合の考えられる病状の変化と予後について説明をする。

（２）治療方針とサポート体制
透析をした場合としなかった場合の治療方針とサポート体制について高齢者と家族に伝える。

（３）連携のためにアドボケーターを選任する
家族、施設の専門職、病院の医師、それぞれの連携をとるためおよび意思決定を支援するためにアドボケーターを選任する。

（4）透析をしない決断をした場合

急変時の対応や看取りの条件を施設職員に確認し、看取りの準備について家族に方針を立てさせる。

【解説】

意思確認をしていない高齢者の事例であるが、話し方も聞き方も上手くできない患者は多い。コミュニケーションエラーは、医療の現場では存外多いのである。コミュニケーションは、ツー・ウェイ（双方通行）が原則であり、話し方と聞き方が言語におけるコミュニケーションの原点になる。

コミュニケーションは、話し方に重点がおかれがちであるが、聞き方こそ重要である。聞き方が上手くできないとアサーティブつまり受容的なコミュニケーションが成立し難くなる。聞く態度、聞く技術を身に付けて、初めて双方通行のコミュニケーションが効果的に行われることになる。

（1）話し方か、聞き方か

効果的なコミュニケーションには、「聞く耳を持つ」ということが大切である。良い聞き手は優れた話し手といわれているとおりである。聞くことと話すこととでは、どちらが重要かなどという比較はさほど意味がないが、話すことは比較的やさしいと思いがちである。思いがちであるから思い込みの要素が強い。

その結果、独りよがりな話になりがちである。聞くことにエネルギーが使ったほうがよい証でもある。話し上手な人がいるが、よくよく観察してみると、実は聞き上手なために話の展開が円滑になっているということに気づかされる。コミュニケーションは、聞くだけ、話すだけという一方的な対話ではない。話すと聞くという2つの機能があって成立する。

（2）話し方のポイント

話し方のポイントとしては、次のようなことがある。

①何を伝えるかを明確にする

話が冗長なのは困りものである。結論をまず話すのが大切である。伝えるべき要点をもらさぬよう、これだけは伝えようというポイントを頭の中で整理する訓練が必要である。

②順序立てて話す

結論を先に話し、結論に至るまでの経過を述べ、最後に自分の感想や意見を述べるようにする、これが原則である。もちろん、状況次第で起承転結型の展開も必要であるが、原則は結起承型である。

③相手の立場に立って、内容を確認しながら話す

順序立てられているような話し方でも、テンポが合わないと相手は理解してくれない。話し手の話の内容を確認しながら聞いてくれているという認識が必要である。相手が理解できたかどうか確認しながら話すことが大切である。

④重要な部分はくり返す

話の重要な箇所、つまり伝えたい事項が伝わったかどうかを確認する。その箇所をくり返すなどして強調する。

⑤内容が長い時は途中で区切りながら話す

長い話の大概はほとんど伝わらないと思っていて間違いない。対話はやり取りであるから、要所ごとに確認しながら展開すると互いの理解度を増すことができる。相手が理解しやすいように途中で要約を入れるのもひとつの方法である。

⑥言葉以外の手段を活用する

話すと聞くというのは対話による言語を用いたコミュニケーションであるが、体言つまりジェスチャーも欠かせない。ビジュアル・プレゼンテーションとして活用されている資料、グラフ等を用いることも傾向を伝えるとか数値データを伝達するには効果的である。

⑦第三者からの中継は避ける

効果的なコミュニケーションの原則は一人が一人に伝えることである。人から人へと情報を伝えていくと、事実がゆがんでくる。伝えたい人に直接話すことがコミュニケーションの原則である。

（3）聞き方のポイント

聞き方のポイントとしては、次のようなものがある。

①意味の全体を聞く

聞く姿勢として自分に関心があることに焦点が当たったり、気になる表現にこだわったりで、結局のところ話の枝葉末節にとらわれてしまう。相手の話の全体から推し量ってその中で何を言っているのか、伝えたいことは何かを理解する。相手が何を言いたいのか、話の全体を聞いてそこから根拠や要旨を汲み取る。

②話の内容だけではなく伝えたい気持ちを受け止める

相手が言っていることを言語として受け止めるだけでは良い聞き手とはいえない。話の内容をどのような気持ちで話しているのだろうか、という観点からも受け止めることが必要である。

③言い分を最後まで聞く

話を聞いていると途中で口を挟みたくなるし、ときには反論したくなることがある。日本語は語尾で肯定も否定もあるいは疑問形にもなる。相手の言い分を聞いたうえで自分の視点や見解を述べるようにすると良い聞き手になる。

④リターンを用いる

相手の話を遮ることとリターン（返信）することとは違う。相手の話が一段落した時点で、要約できたことを相手にリターンすると誤解や齟齬《そご》が少なくてすむ。相手が話したことを時々相手にリターンして、内容を確認する作業が理解度を高めるために効果的である。

⑤ボディランゲージを活用する

相手の話にうなずいたり、目を見て聞いたりする動作は、話を聞いているという証のサインである。これは、相手に話しやすさを提供するための聞き手のマナーでもある。それと、話し手のボディランゲージからも話の内容の意味を受け止めることができるから、相手の目の動きや手の動きあるいは声の抑揚などにも関心をもって聞くことが大切である。

⑥聞くことに集中する

話し手の話を正確に理解するためには、話し手に神経を集中することが必要になる。相手の話を正確に聞くためにメモをとるという作業が付随するが、メモとりに集中するあまり録音係りの役目でしかなかったということにならないようにしたい。取材ではなく対話にすると話の途中で確認を入れた時にメモをとることが妥当である。

（４）聞く能力は「利く能力」の基本

聞く能力が低いと、聴く、訊く、効く、そして利く能力を開発することが困難である。聴くというのは身を入れて聞くことである。聴く能力を開発するための研修技法としてはロジャースの積極的傾聴法は効果がある。

傾聴する能力が高まってくると、訊くという能力を習得する段階になる。訊くとは尋ねることであるが、尋ねるとは問い掛けである。問い掛けの間が悪い、問いかけの仕方が悪いとなると相手の自尊心を傷つけかねない。語気を荒げてさながら喧嘩を売っているようでは相手を不快にさせるだけである。

尋ね方は礼儀が求められる。尋ね方が身に付くと効く能力を開発する段階に入る。相手の話にどのように対応したらよいのか、相手の話を効果的に活用するためのポイントは何か、などを取捨選択しつつ実践に向けて優先度合をつけることでもある。優先度合は、重要度、緊急度、実現可能度、共感度などを尺度として決定する。

いよいよ、利く能力である。利用するためにどのような役割が必要になるのかを認知する段階である。相手の話を役立てるために何をなすべきなのかを決める、いわば「聞く能力」の最終段階である。役割を認知して、互いの役割を確認する段階であり、これこそ、ヒューマンエラーを回避する予防策である。

第６章

医療事故が発生したら どう動いたらいいのか

1　説明責任、組織としての判断、患者の尊重と医療の責任を全うする

医療事故にとって必要なことは、隠してはいけないということと、不作為を許さないことである。事故やヒヤリハットは隠したときから重大事故が待っている。事故の発生を防ぐためには、決めたことを決めたとおりに行うことが「不作為を許さず」ということである。事故が発生したときに、ただちに手を打たなければならないのも「不作為を許さず」の範疇である。

◎医療事故が発生した場合、基本的な考え方は3つある。

（1）自らの行動に説明責任がともなう

説明しない、説明が不十分だ。説明に納得できない。不誠実だ。誠意がない。患者や家族から時として思いもかけないようなクレームがある。社会常識からみて考えられない。医療専門職は世間からあまりにも隔絶している。医療関係者からすると予期しないような批判もある。隠蔽だ。事故隠しだなどなど…。

医療事故に対する批判の多くは、説明責任を果たしていないか、説明に納得できないからである。説明責任を果たさないことは倫理にもとることである。医療事故には、倫理性の確保が第一である。

（2）組織として判断する

医療事故が発生した場合は、病院全体の組織としての判断と対応が必要である。現場の当事者だけで、例えば、診療部門だけで判断して対応するようなことは厳に戒めなければならない。内輪の論理は世間では通じない。身内だけで事故を処理しようとすると、庇《かば》いあいや擦《なす》りつけなど身内の論理が優先しがちである。事態が重大であるほど対応がねじ曲げられたものになる恐れがある。

些細あるいは軽微な事故と考えたがるのが身内の論理である。些細なことであっても重要な出来事かもしれない。こうした意識なくして組織として事故に対応することはできない。些細なことも何らかの意味で対応に不適切な箇所があれば、世間は病院全体に大きな批判を向けるものである。

身内の判断によって対処することは危険このうえもない。判断レベルを組織の上部に持って行くことを習慣づけなければならない。そのために正確な情報を速やかに組織の中枢にまで報告させることである。身内の論理で誤った判断や対応が行われる余地を可能な限り少なくすることである。

(3) 患者の尊重と医療の責任を全うする

患者第一。医療においては第一に尊重されなければならないのは患者である。安全は全てに優先する。安全を確保することは医療の基本中の基本である。医療事故の対応においても、患者第一、安全優先である。医療事故の防止つまりは医療の安全性の向上は、医療機関ぐるみ、全ての医療人が一義的に責任を負って取り組まなければならない課題である。

患者第一。安全優先。この2つは、研鑽と努力なくして実現できない。医療人が、患者第一、安全優先を業務の芯にすることとなくして真に医療に対する社会的信頼を得ることはできない。いわんや、医療事故に対処するときにはなおさらである。患者第一、安全優先、この2つは、医療機関が信用や信頼を回復する唯一の道である。

◎隠してはならない

事故事例は隠蔽してはならない。これが、事故報告の最も重要なことの1つである。事故に至らない「ヒヤリとした」あるいは「ハッとした」いわゆるヒヤリハット事例をないがしろにしていると、有効な事故対策ができない。ヒヤリハット事例を収集、分析し、改善方策することはＺＥＲＯ災害運動（災害を発生させない）の基本中の基本である。

些細なことと考えたとしても報告させることが基本である。些細なことと考えるのではなく、些細なことであるが重要であるという認識を院内のコンセンサスとして徹底すべきである。事故報告およびヒヤリハット報告は区分しなければならない。

（1）事故報告の対象

事故報告の対象となる事項は以下のとおりである。

①誤った行為または管理を行ったことが明らかである。

その行為または管理に起因して、災害（事故）が発生した事例または予期しなかった、もしくは予期したものを上回る行動その他の管理を要した。

②誤った行為または管理を行ったことが明らかではない。

しかし、行為または管理に起因して、災害（事故）が発生した事例または予期しなかった、もしくは予期したものを上回る行動その他管理を要した。行った行為または管理に起因すると疑われるものを含む。

③発生の予防及び再発の防止に資するもの

①及び②に掲げるもののほか、院内における災害（事故）の発生の予防及び再発の防止に資するもの。

（2）ヒヤリハットの報告の対象

ヒヤリハットの報告の対象は以下のとおりである。

①誤った行為等が、現実に実施される前に発見された。

②誤った行為等が実施されたが、結果として災害（事故）に影響を及ぼすに至らなかった。
③誤った行為等が実施され、その結果、担当者あるいは関係者の心理に不安を与えた。

◎事故時の対応

事故時の対応として、指針あるいはモデルになるものがある。国立大学医学部附属病院長会議編「医療事故防止のための安全管理体制の確立に向けて（提言）」である。

具体的対応法のポイントは、7つある。

（1）最善の処置をする

医療事故であるか否かに関係なく、重大な事態の発生に当たって第一になすべき事は、「必要と考えられる医療上の最善の処置」を講ずることである。

そのためには、平素から、いざという時に適切な処置が行えるよう、医療従事者の対応能力を高める訓練を実施する。

（2）事実を誠実に速やかに説明する

医療事故が発生した場合には、患者や家族に対して、事実を誠実に、正直にかつ速やかに説明することが必要である。

とりわけ、嘘を付かないことが重要である。嘘を付いたことが後で判明した場合、患者・家族に非常な不信感を植え付け、医事紛争の主要な原因となる。

患者・家族への説明は、「医療側の考えを理解させる」ために行うのではない。「患者・家族が自ら判断できるようにする」ために行うものである。十分な情報を提供する必要がある。

最終的に判断するのは患者・家族であり、特定の考え方を押しつけることにならないよう気を付けねばならない。

そこで、配慮をもって、以下の6点を誠実に行う必要がある。

①重要な事実を省かない。

②因果関係を省かない。

③明快に説明できないことについては、率直にそのことを伝える。

多少とも不明な点がある事については断定的な言い方をしない。

④事態について異なる解釈については、それについてもきちんと伝える。

⑤当初の説明と異なる処置、当初の説明を超える処置をした場合はきちんと伝える。

⑥ミスの事実があれば、結果に影響を与えていないと考えられるものでも、包み隠さずに伝える。

（3）診療記録を開示する

診療記録は開示する。「カルテ」をはじめとする診療記録は、患者や家族が自ら理解し判断する上の根拠となる資料である。発生した事態について、病院側の説明に必要である。患者や家族から求められたら、診療記録は原則としてこれを開示する。「サマリー」の交付は、わかりやすい説明を行う上で有効な手段であるし、求めがあれば、原資料を開示すべきである。

（4）心情に対して配慮する

事故後の医療従事者の対応は、患者や家族の意識や心情に与える影響は極めて大きい。患者や家族の心の傷を拡大させない配慮が必要である。医療事故は、悲しみや怒りなど、患者・家族の心に大きなストレスをもたらす。事故であるかないかにかかわらず、不幸な事態が発生した場合の対応は、患者や家族の心の傷を拡大させない配慮が必要である。

（5）率直に謝罪する

事故の当事者は精神的に不安定な状態に陥るものである。

率直な謝罪は極めて重要である。謝罪は心から行うものでなければならない。ミスについては、些細で軽微なことと思えることでも速やかに説明して謝る。これが、謝罪の基本である。過誤が事実であるとしたら隠すことや改竄があってはならない。正直に説明し謝罪すべきである。直接の当事者だけでなく、責任者とともに行うべきである。

（6）医療事故を公表する

医療の透明性の向上を図る。医療事故については、事実を正確かつ迅速に公表する。これが、基本である。公表は、「事故隠し」、「事故原因の改竄」を排することにもなる。医療は透明性を確保している、こうした意識を患者や家族のみならず地域社会が持つか持たないか、医療機関の自浄努力次第である。医療事故を公表する場合、患者のプライバシーに最大限の配慮を払う。そのために、事故の公表に先立ち、患者や家族と話し合い、ここまでは公表してよいという範囲を明確に決めておくことが重要である。

公表すべき範囲は次のとおりである。

①患者の生死に関わるような極めて重大なものに限らず、明白な過誤については自主的に公表を行う。

②患者に対する影響が観察されないか、比較的軽微である場合については自主的な公表の対象とはしない。

（7）原因を糾明する

事故原因の調査と再発防止策の検討なくしては、事故に対して責任を果たしたことにはならない。原因の徹底糾明と再発防止策の策定は今後の事故をなくすために極めて重要である。

（8）記録を残す

患者に対する処置や容態の変化の経過を診療記録に残す。日時および記録した人物の名前を記録する。それだけではない。記録した後で改竄と見なされるような訂正をしないことも重要である。

患者家族にどのように説明したか、患者や家族の発言や対応の仕方についても記録する必要がある。

◎ヒヤリハットの回避

ヒヤリハットは、現象に対してではなく、原因に対して手を打つ。原因に手を打つためには少なくとも5次原因までさかのぼることである（次頁の図参照）。

（1）緊急型のヒューマンエラー

緊急事態では、大きな力が出るが、微細な調整を必要とする行動には不向きである。緊急事態では驚き、急ぎ、慌てふためいている。こうした行動が、エラーを生みやすいことは誰もがわかっている。

あがってしまった時も、パニックが生じる。

車の運転でよくあるヒヤリハット体験…「横道から急な車の飛び出し」「前車の急な進路変更」「追越車の急な割込み」「横道からの人の飛出し」「後続車の異常接近」。

ヒヤリハットの原因に手を打つ!

【源流にさかのぼれ】

・機械が動かなくなった

↓

・なぜか?	ヒューズがとんだ	**1次原因**
↓		
・それはなぜか?	大きな電流が流れた	**2次原因**
↓		
・それはなぜか?	連結コードがショートした	**3次原因**
↓		
・それはなぜか?	接触摺動しコードの被膜が局所的に摩滅した	**4次原因**
↓		
・それはなぜか?	連結コードの接続コードの位置が低すぎる	**5次原因**

［突発異常・計画課題・潜在慢性］　→　レベルが違う。分けて対応する。

航空機のパイロットのヒヤリハット…「飛行中、乱気流に出会って」「離陸、着陸時に鳥の群れが目の前を横切って」「急に警報が点灯して」「急に前方の雲に気がついて」「上昇中スピードが小さくなって」。

危険予知訓練（KYT＝KIKEN　YOCHI　TRAINING＝日本製英語略語の傑作の1つ）、これは、ある場面をビジュアル化して危険な要素を1人でまたは集団で話し合って探し出し、そうならないように気をつけよう、という訓練である。ただ〝気をつけよう〟と言ったりするより、作業の要注意場面を絵にして例示することでわかりやすくなる。かつて、住友金属の社員が、当時の西ドイツの現場で見かけた絵をヒントにして訓練法とした。

過去に発生した事故や他の事業体で発生した事故について、他山の石として検討する。一見つまらない些細な取扱いが、時には大事故を惹起させるという認識をあらためて意識付けることに最も重要な意義がある。その事例を身近に感ずれば感ずるほど効果がある。

（2）問題を感じないのが問題

期待する水準と現状との差が問題である。問題と感じないのは期待する水準が描けていないか、現状を把握していないか、あるいは問題を観ようとしていないかのいずれかである。

問題を漫然と見ているか、何が不具合なのかを観察しようとしているかで問題の捉え方に違いが生じる。摩擦をなくすために問題を観る、問題を差として観る、類型化して問題を観る、問題を評価として観る、この4つの観察眼が必要である。言い換えると、環境変化から生じる摩擦、基準からの逸脱、定性化あるいは定量化、変革という4つの観察眼である。

①「変化から生じる摩擦」

他院との競合、患者ニーズの把握、法に対する対応など環境との摩擦を解決するために問題を発見する。

②「基準からの逸脱」

現状が基準を越えていれば基準を高め、基準に到達していないとしたら差を埋める施策を打つ。

③「定性化あるいは定量化」

基本は定量化である。しかし、業績は定量化できるが事故やヒヤリハットは定量化しにくい。計数だけを尺度にすると改善や改革が絵に描いた餅の類になる。

④「変革」

問題と原因を列挙して改革テーマを明示する。改革とは、新しい発想や新しい方法で職場体質を変化させることである。

（3）行動計画を立てる

目的に到達するための計画を行動計画という。計画は行動の予定表であり、場当たりの行動や試行錯誤による行動では計画とはいわない。目的に対する代替的な手段を考え、いくつかの代替案の中から1つを選ぶことによって行動計画が可能になる。

行動計画の対象はＱＣＤ（QUALITY COST DELIVERY）である。例えば、医療品質は正確、価格・経費は低減、時間・期限は厳守などという指標である。ＱＣＤには、４Ｍ管理が欠かせない。４Ｍとは、材料、機械、担当者、方法をいう。

行動計画には、３つの視点が求められる。変えてはいけないもの、変えなければいけないもの、変わらざるを得ないもの、この3つである。変えてはいけないものの典型は、安全管理である。これには、「ああ危なかった」、ヒヤリとし、ハッとした時点での対策であるヒヤリハット対策が欠かせない。1件の死亡事故が発生したとすると、それまでに少なくとも29件の事故があり、その事故の背後で３００件程度のヒヤリハットが存在しているという経験則からの教えである。

変えなければいけないものとは、例えば、教示の仕方、患者サービスの仕方がある。待ちの姿勢を攻めの姿勢に変えなければいけないし、患者サービスの形態や行動の変革が必要である。

変わらざるを得ないとは、社会環境や経営環境の変化には大胆しかも柔軟に対応しなければならないということである。医療に対する責任もそうしたものの1つである。

（4）安全行動

成功と失敗の間には3つの見方があるといわれてきた。失敗は失敗のもと、失敗は成功のもと、成功はさらなる成功のもと、という3つである。失敗は成功のもと、ということもあるということにすぎない。

鉄道会社を例にとる。世界で最初の旅客鉄道は１８３０年、イギリスのリバプール・マンチェスター鉄道である。鉄道創業期は、正面衝突を避けるために複線にして「時間間隔法」を採用したが、追突事故は多発した。その後20年ほど経ってイギリスのサウス・イースタン鉄道は電信機を活用した「距離間隔法」を導入する。

日本ではリバプール・マンチェスター鉄道の開業から45年経過した１８７２年に、新橋〜横浜間で鉄道が開業する。我が国では、「時間間隔法」を採用することなく、機械式信号機や電信に用いた「距離間隔法」を使用した。「自動車は踏み切り手前で一旦停止する。安全な場合にのみ踏み切りへ進入できる」。この道交法の規定にしても鉄路に優先権があるという考え方を前提としている。

列車には前照灯はなく。あるのは前部標識灯である。信号を確認して走っていて前方を確認しながら走っているわけではない。踏み切りに何かがあるとしたらそれは障害物である。

安全は、永遠の課題である。事故が発生したら事故を分析して普遍的な教訓を抽出する必要がある。安全には後手の対応と先手の対応がある。「安全を追い続ける」のは後手の対応であり、「安全な状態を維持し続ける」のが先手の対応である。安全は、「無事故で安全な状態を維持し続ける」ことである。

後手の対応では具合が悪い。ＡＴＳは要らない。バックアップ装置は不要、こうした意識は運転手の「気概」として理解できるが、気概だけでは事故は防止できない。

停車駅通過は事故である。無遮断の踏み切りに列車が突っ込むことと、無断退行による後続列車との衝突につながるからである。乗務員はプロである。通過事故を起こさないのがプロである。

装置に異常が発生してフェイルセーフが働き停止したとしても、処置をする「人」にはフェイルセーフは働かない。処置に誤りがあれば事故となる。身勝手な意識は事故につながり謙虚さは事故を防止する。「よくあること」だから「たいしたことではない」ではないというのは身勝手なものの見方である。

対策とは普遍的な教訓である。なぜヒヤリハットですんだのか。なぜ最悪の事態にならなかったのか、なぜ助かったのか、ヒヤリハット事例を分析し普遍的な教訓を得ることが重要である。なぜヒヤリハットが生じたのか、その誘因になったものは何かを分析して初めて有効な教訓（対策）がつかめる。「インシデント」（事故や事故が発生するおそれのあった事態）の分析によって、事故の未然防止ができる。

◎危機管理の領域

危機には4つの領域がある。Accident（ミスの発生）、Obstruction（妨害行為）、Defect（欠陥・違法行動）および Terrorism（乱暴・無法行為）である。

要求する変化に対応できないときに、問題が生じる。問題をできるだけ早期に解決することが求められる。ヒューマンファクターとは、「人間科学を系統的に応用し、人間と人間の関係を強化することに関する技術科学」をいう。

そして、事故が起こったら、何をすべきなのか。それは、4つの約束である。

①「対象者とご家族に何が起こったかを話します。」
②「責任をとります。」
③「謝罪します。」
④「事故を予防するために行うことを説明します。」

（1）SHELモデル

SHELモデルと呼ばれる危機管理モデルがある。Software、Hardware、Environment および Liveware の頭文字をとったモデルである、Software（ソフトウェア）は、職場の慣行やマニュアル・教育内容などをいう。

Hardware（ハードウェア）は、建物・設備の問題をいう。Environment（環境）は、段差・広さ・照明・作業の環境の問題をいう。Liveware（人）は、技術・知識・心理的要因の問題をいう。

マンチェスター大学の心理学教授リーズンの理論であり、事故は多重防護壁の穴を全て貫通した時に生じるというものである。それに関わる人、モノ（機器、ドキュメント）、ルール、システム、組織などにおいて、どれをとっても完璧な状態はありえない。個々の期待された範囲を逸脱している。どこかで防御が働いて事故を防ぐことができているが、どの防御もすり抜けてしまったときに事故が発生してしまうというものであり、インシデントへの対応にはSHELモデルが有効である。

・Software：ソフトウェア
職場の慣行やマニュアル・教育内容
・Hardware：ハードウェア
建物・設備の問題
・Environment：環境
段差・広さ・照明・作業の環境の問題
・Liveware：人間およびその頭脳
手技・知識・心理的要因の問題

SHELモデルによる対策は次のようになる。

・対策：業務面（Software）

業務方法の見直し、点検
業務マニュアルの整備
チェックリストの整備
緊急会議の開催
役割分担の明確化
再指導
教育実施
警告メール
達示の発報
掲示
ヒヤリハット・事故状況調査
ヒヤリハット・事故事例研究

・対策：設備面（Hardware）
装置の設置
装置の維持
機器の設置
機器の維持
位置の見直し
デザインの見直し

・業務環境面（Environment）
段差、広さ、照明など

・業務環境を整える（対話課題）
①ベッドまわり
②廊下、通路
③便所
④食堂
⑤浴室
⑥リハルーム

・対策：意識面（Liveware）
人命尊重
緊急対応
個別指導
教育訓練
指導強化
健康チェック
業務の厳正

安全意識指導

機器操作の取り扱い指導

指導者に対する指導

（2）職場に密着した活動を展開する

安全活動の趣旨と推進を自ら実施できる管理者に行動変容する。職場に密着した活動の展開が必要である。職場管理者が安全を推進するためには、安全の価値を高める管理が必要である。

安全の価値を高める管理の要素としては、安全啓発、安全教育、安全点検、KYK手続き支援、情報提供、環境整備、事故分析、業務改善などがある。

①危機推進手順の明確化

大切なことは職場管理活動に連結させることであるが、安全のスケジュール化が必要である。何を行うべきか。目標の設定、問題解決の課題選択（具体的な設定）である。どのように行うか。方法である。どこで行うか。場所（どの部署で実行するか）である。いつまでに行うか。期間（数値で具体的に示す）である。だれが行うか。責任の分担（実行の責任者を誰にするか）である。だれに対して行うか。対象の明確化である。いくらかかるか。予算化と金額の捻出である。

②危機管理職場づくり

大変なことになるかも知れない危うい時や場合が危機であるが、あらかじめ危機に対する支援行動を決めておくことが重要だ。支援活動には、直接的支援と間接的支援があるが、それぞれにツール（道具）を使った支援があるし、情緒的な支援がある。

■危機発生時の支援行動……種別・内容（I：道具的、A：情緒的）

「直接的支援」
・事故の影響を調べ処置する（Ⅰ）
・エラーの後にすべきことをアドバイスする（Ⅰ）
・状況や原因を十分に聞く（Ⅰ）
・処置後は普通の態度で接する（A）
「間接的支援」
・状況や原因を追求し、対策を話し合う（Ⅰ）
・組織としてエラーを防ぐ方法を考える（Ⅰ）
・対象者を精神的に支える（A）

③危機点検

危機を発生させないための点検である。危機点検の要素は、時期、期間、頻度、場所、方法、ツールおよび点検者を決めて点検を行う。危機点検とは予防安全の視点である。

（3）危機管理の学習

危機を発生させないための学習が必要である。学習の手順を以下に例示する。

①安全点検

第一に安全点検とは何かを学習する。

②問題の明確化

第二は問題の明確化である。職場や仕事を点検することによって問題を洗い出すことができる。問題の洗い出しおよび問題の発見のために効果的な技法を活用する。いくつか効果的な技法がある。

まずは、現状を把握するために図やグラフ化が効果的である。数値を比較したいときは棒グラフ、円グラフ、帯グラフ、パレート図がよい。変化を見たいときには折れ線グラフや管理図がよい。バラツキを見たいときにはヒストグラムや散布図がよい。要因を分析し、検討した結果は特性要因図にまとめる。特性要因図をもとにして、要因についてデータが取れるものはデータ化する。特性（問題点）と要因との関連性を検討して、要因ごとの影響を調べる。要因の影響を調べるときの効果的な手法は、パレート図、ヒストグラム、散布図およびレーダーチャートである。

③問題解決

問題に優先順位をつける。重要、緊急、共有度などを斟酌して問題を特定し、問題解決の手順を策定する。問題解決は、対策を考えて実行することであるが、効果を確認することを忘れてはならない。そのために、歯止めと問題解決経過を振り返り反省あるいは教訓を導き出すことも忘れてはならない。

反省には3つの視点が求められる。1つは、問題点の把握と対策は具体的かつ適切であったか。2つは、残された問題点は明確になっているか。3つは、今後の計画は具体的になっているかである。

（4）安全をルール化する

人々の行動がルール化されルールを全員が知っていて、ルールどおりに対応できていればパニック状態は生じない。

①ルール化する視点がある

安全を確保するためには、行動のルールが確立されていなければ効果は期待できない。業務を正常に遂行するためにはルールがなくてはならない。ルールとは規則や通則であり、約束事である。安全のために手抜かりがなく業務が効果的であることが条件になる。ルールは現場で活用できなければならないし、事が起こった段階で使用できるものでなければならない。

②ルールは守るためにある

ルールは全員が守るためにあるもので、守られないルールは無いに等しい。ルールが全員に守られるためには、全員がルールを知らなければならない。ルールは規則化されなければならない。守られる規則とはどのようなものか。4つの視点が求められる。単純、明解、実情適合、理論的根拠である。守られる規則を作るためには三現主義が前提になる。現場で、現実で、そして現時点で何をなすべきかが規定されていなければならない。

③ルールを作成する

難解な用語や文章は使用しない。平易な分かり易い表現を使用する。具体的になすべき行動を表現する。できる限り具体的に「誰が　いつ　誰に　なにを　どうする」という表現に徹してあいまいな文章は避ける。法令の表現方法や用法等を真似しない。なじみがない文体や、あちこちの条文を集めなければ1つの事柄がわからないといった法令の表現や編集の仕方の真似をすることは避ける。できるだけ1つの取扱いは1箇所にまとめて、取り扱う順序に従って規定する。1つの取扱いを理解するためには、その内容と順序を明確に規定する必要がある。

ある人が何か行動すれば、その行動によって他の誰かに影響を与えることになるから、誰かが何かしたときは、そのことによって影響される誰かは、なにをすべきかを規定する。

規定する要点は3つある。最も基本的な事項であるがAでもBいずれかに決定して統一しないと行動があいまいになるから規定する。事故やその他の経験から体得した事項をルール化した経験法則的なものを規定する。安全管理上の見地から理論的に構成する必要がある。

（1）チームの組織化

チームを組織化するということは、チーム医療を推進するためにチームの目的を明確にして、縦方向の指示系統から脱却して、職種横断的なコミュニケーションを確立することである。各職種の役割を明確に各職種に責任を機能、成果、能力を正しく評価しなければチーム医療の効果は期待できない。

（2）なぜチーム医療なのか

チーム医療には、5つほどの効果がある。①医療の処置に流れを作る。②患者に最良の医療ケアを提供する。③お互いに不足している部分を補完する。④不得意な部分を補う。⑤自分たちの仕事内容を明確にする。

そこで、なぜチーム医療か。

病床の機能分化の方向を理解し、自院の将来構造に反映させる。そのために、情報提供に積極的に取り組み、チーム医療を強化させる必要がある。

（3）チーム医療による実践

業務効率の上昇、経済的効率の上昇および患者に集約的な最良の医療を提供するためにチーム医療がある。そこで、チームメンバーに権限を付与しなければならない。メンバーが積極的に発言する場を設けるとか話し合い時に工夫するなどということが必要となる。

①各専門職の特性を活かす

横断的なケアとなるために専門職間のつながりの中での責任を明確にする。

②プロジェクトの設置方法

病院全体で導入する場合は、合同委員会などに「チーム医療推進委員会」というような小委員会を設置する。小委員会のメンバーに対象疾患に関わる各職種をメンバーにする。医療チームで達成したいことは何かを明確にする。医療チームで達成したいことが、目的と一致しているか再度確認する。

（４）チームメンバーの関わり

チーム医療にはメンバーそれぞれの役割があり、役割に応じたチームへの関わりがある。

①医業経営者…在院日数の短縮や経済的効率をあげる。
②医師…適正医療、インフォームドコンセントを推進する。
③看護師…業務の効率化、責任の向上、業務の明確化を行う。
④コメディカルスタッフ…スタッフそれぞれの役割を安全かつ適時に行う。
⑤検査課・医事課・情報部…業務を効率化する。

◎クリティカルパス

チーム医療における業務を対象とした安全を確保するための仕組みづくりを想定してみたい。チーム医療におけるコメディカルの業務を安全に実践する仕組みとして、効果的なメッソードは、クリティカルパスである。クリティカルパスはガントチャートと言う場合もあるし、パスと短縮して呼称することもある。

クリティカルパスは、「患者の内科・外科・精神的な危機からの回復、それらの状態の安定を助けるために、特定の時間の枠組みの中で、ケア提供者や支援部門に要求される行動をアウトラインで示したツールである」。クリティカルパスは、医療チームが共同で作成した患者の最良のマネジメントと信じた仮説である。

そもそもは、宇宙開発の生産工程として１９５０年代に開発された仕組みがクリティカルパスである。

クリティカルパスを作成する意義は、特定の診断、手技、状況に対して処置を標準化あるいは均一化することである。効果は、3つほどある。1つは、処置を組織的に行うための流れを作る。2つは、スタッフの責任と患者の状態を明確にする。3つは、全体のケアと個別のケアを評価する指標となる。

（1）パス導入による効果

次のような効果がある。

①医療ケアの質保証（QA）・質改善・向上（CQI／TQM）
（チーム医療を推進することの効果）
②医療ケアプロセスの効率化
（チーム医療における協働が重要）
③チーム医療の促進
（多職種での共通言語の確立・コミュニケーションの円滑化・各職種の仕事の責任の明確化・各職種間の連携が促進可能）
④インフォームドコンセント促進
（患者の理解促進）
⑤経済的効率
（ロスやムダの排除）
⑥医療の継続性の確保
（時系列管理）
⑦ベストプラクティスとの比較検討

（最善の医療を提供）

（2）標準化と均一化

パスの概念は、適切性である。適切とは効率がよく、有効性が高いことである。効率とは、最小資源の最大効果のことをいう。有効性とは、標準化されたものが有効か、期待された結果が得られているか、医療の質をボトムアップするための標準化であるか。

（3）パスの基本要素

以下の4つが基本要素である。

①時間軸
②ケア介入
③バリアンス
④ケアの標準化

（4）パスの段階

次の3つの段階がある。

第1段階…現在行っている医療
第2段階…改善されたパス
（EBMの実施による医療の質の向上）
第3段階…最善のパス

（複数年が必要）

（4）バリアンス

バリアンスとは何か。標準化したものと違いのある事実または状態、例外的なまたは予測できない変化である。パスのバリアンスとは、標準化されたパスで予測された責任や結果と実際との差である。バリアンスには変動と逸脱がある。変動は、パスに揺らぎを与える。逸脱は、パスからはずれてしまう。バリアンスの対象項目は、達成したい目標により決める。全てをバリアンスとしたら、きりがない。例えば、チーム医療に必要なバリアンスは、チーム医療を達成する目的にあわせたバリアンス項目を選定することになる。

（5）パスを修正するときのポイント

クリティカルパスで期待した値と現状との値が乖離しているときもある。バリアンス、不具合が発生しそうな時などクリティカルパス（医療行為の工程表）の修正が必要になる。そういうときには、患者の回復における臨床の処置やケアのポイントについて医療チームで話し合うことになる。

例えば、以下のような話し合いのポイントがある。

①チームで話し合いを持ち、検査・処置・治療を削減・追加
②時間軸のタイムフレーズの修正
③処置に介入するタイムフレームを変更
④処置に介入の頻度について変更

2　安全管理と運用基準づくり

ものごとの基礎となるものを標準をいう。例えば、品質管理はＩＳＯ９００１、環境管理は１４００１、個人情報保護は個人情報保護法、就業管理は就業規則が標準である。安全管理＆運用基準について、看護業務に焦点を当てる。

◎基準づくり

例えば、看護師の看護業務は、看護理論が基準になる。まずは、看護理論家の看護の定義を学習する必要がある。

基準づくりは、日々の看護実践にとって必要である。看護実践にとって最も大切なもの１つがアドボカシーである。日本看護協会が定める倫理綱領にはアドボカシーに関する明確な定めがある。

日本看護協会倫理綱領の前文は以下のとおり規定している。「人々は、人間としての尊厳を維持し、健康で幸福であることを願っている。看護は、このような人間の普遍的なニーズに応え、人々の健康な生活の実現に貢献することを使命としている。看護は、あらゆる年代の個人、家族、集団、地域社会を対象とし、健康の保持増進、疾病の予防、健康の回復、苦痛の緩和を行い、生涯を通してその最期まで、その人らしく生を全うできるように援助を行うこと」を目的としている。

看護師は、看護職の免許によって看護を実践する権限を与えられた者であり、その社会的な責務を果たすため、看護の実践に当たっては、人々の生きる権利、尊厳を保つ権利、敬意のこもった看護を受ける権利、平等な看護を受ける権利などの人権を尊重することが求められる。

（1）権利擁護としてのアドボカシー

権利擁護としてのアドボカシーについては、権利の代弁、擁護のことを指すとされ、その場合の例として、自ら自己の権利を充分に行使することのできない、終末期の患者、障害者、アルツハイマー病、意識喪失の患者などの権利を代弁することなどが挙げられる。

看護体験を通じて得た看護師としての大切な倫理は４つあると考えられる。それは、健康の回復、苦痛の緩和、健康の保持増進および疾病の予防である。その人らしく生を全うするために看護師の業務があるということになり、その主眼は、以下の５つである。

①病状や情報を十分に患者がわかるように説明する。これは、自己決定の権利を擁護するためである。

②情報を十分に理解し、受け入れられるように支援する。これは、知り得た情報を患者が理解し、受け入れられるようにすることである。

③保健医療関係者へ働きかけを行い調整する。これは、患者の意思表示をしやすい場づくりあるいは調整をするためである。

④患者の代弁者の役割を担う。これは、看護師には必要に応じて代弁者の機能が必要であるからである。

⑤自己決定できるように支援する。これは、患者が知らないでいることを選択した場合にできる限り事実と向き合ってもらいたいからである。

この４つのことは、看護部方針ともども看護師が共有する必要がある。

（2）フライによる道徳的概念

アドボカシーに関して、これまでの看護実践から看護師固有の倫理であると考えている。それゆえに、看護師は、健康の保持増進、疾病の予防、健康の回復、苦痛の緩和を行い、生涯を通してその最期まで、その人らしく生を全うできるように援助を行うべきである。

看護倫理学者であるサラ・Tフライは、看護実践にとって重要な5つの倫理原則を挙げている。①予益と無加害、②正義、③自律、④誠実、⑤忠誠、である。

◎アドボカシーの実践

アドボカシーの実践は看護師のロールモデルになりうる。サラ・Tフライなどの考えをもとに患者との関係性から3つのロールモデルを挙げることができる。

①権利擁護モデル

看護師は患者の権利擁護者。

②価値による決定モデル

看護師は患者がニーズ・関心・選択を話せるようにする援助者。

③人として尊重するモデル

患者は尊敬に値する1人の人間である。

（1）看護倫理の主要概念

アドボカシーは看護倫理の主要概念（看護師の倫理分析、フライ）である。

①アドボカシー…患者の重要な訴えを積極的にサポートする…代弁者の役割

②アカウンタビリティ…看護実践に対する個人的責任を果たす…自らの判断や行動について正当化し、説明する

③協働性…患者に対する質の高いケアを達成する…他の人々と共に積極的に活動する

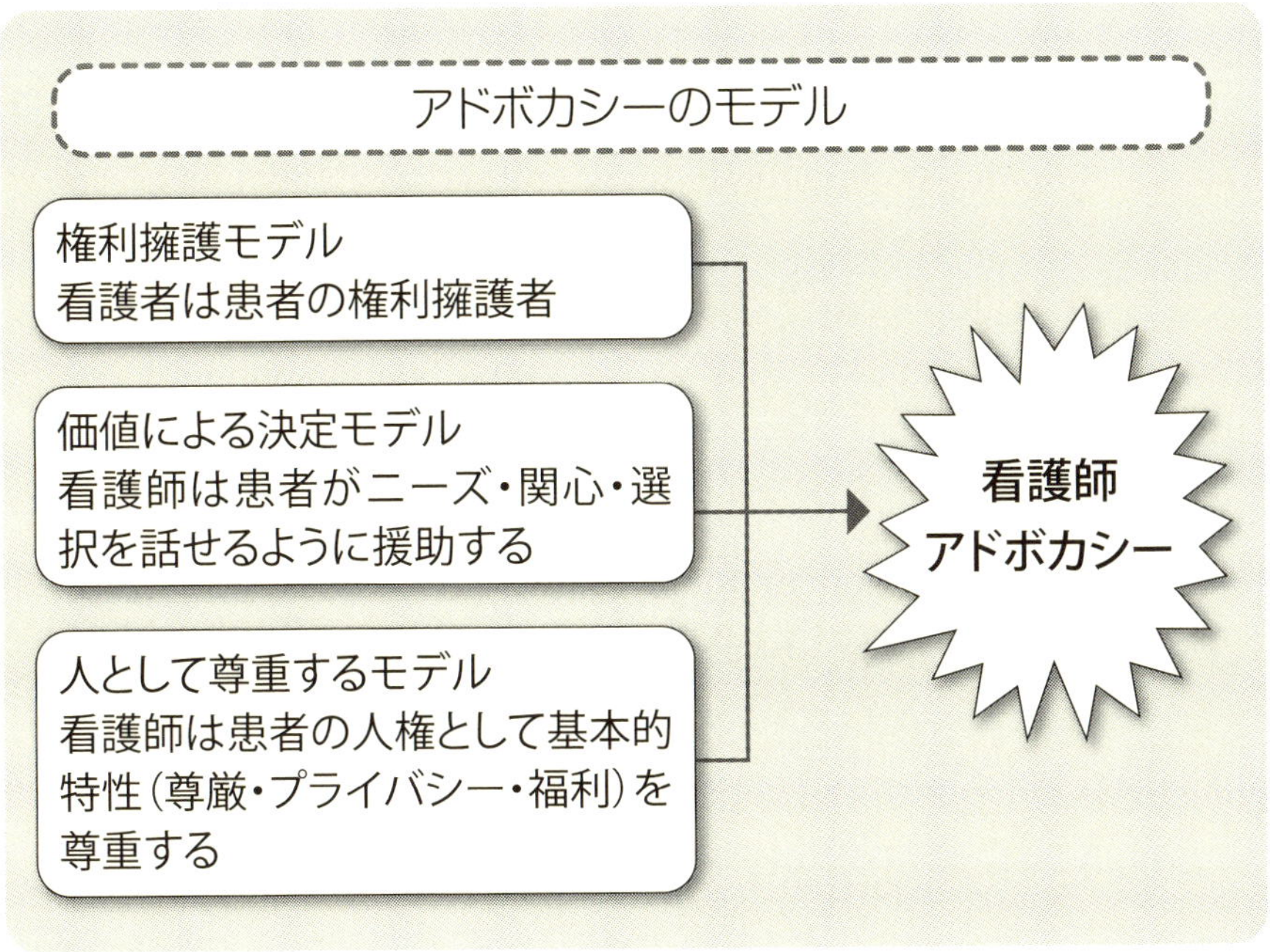
アドボカシーのモデル
権利擁護モデル
看護者は患者の権利擁護者
価値による決定モデル
看護師は患者がニーズ・関心・選択を話せるように援助する
人として尊重するモデル
看護師は患者の人権として基本的特性（尊厳・プライバシー・福利）を尊重する
看護師
アドボカシー

④ケアリング…共感、関心、慈しみ、ストレスの軽減、安らぎ、保護を含む看護師―患者関係…看護のあらゆる営みに付随すべき特徴

（２）アドボカシーのモデル

例示すると次のとおりである。

《権利擁護モデル》

看護師は患者の権利について患者に説明し、患者がこれらの権利について理解したことを確認し、患者の権利に侵害にあった場合はそれを報告し、患者が権利を主張してもさらにそれを侵害されそうなときはそれを防ぐ。

看護師は患者の人権擁護の仲裁役である。看護師は患者の権利を守る人である。

《価値による決定モデル》

患者が自分の価値観や生活スタイルに沿って自分のニーズや関心ごとについて、選択できるよう、あるいは話せるように助ける人として看護師をとらえる。
看護師は患者に決定や価値を強要せずに患者の価値や信念に最も近い決定ができ、いろいろな医療の選択肢が持つ利点や欠点を患者が検討できるように援助する。
看護師は患者に決定や価値を強要せずに患者の価値や信念に最も近い決定ができ、様々な医療の選択肢が持つ利点や欠点を患者が検討できるように援助する。

《人としての尊重モデル》
患者は尊敬に値する1人の人間である。看護師は患者の基本的人権を考え、次に患者の人間としての尊厳、プライバシー、選択を支持し守るために活動する。
患者が選択できない状態のときは、患者が病気になる前に言っていた、あるいは患者の家族や代わりに決定する者らが言うように患者の福利について代弁する。看護師は患者が病気の間、重要な人間としての価値が守れるように責任を遂行する。
看護師は、患者の代理人として患者の基本的人権を考え、患者の人間としての尊厳、プライバシー、選択を支持し守るために活動する。代理人としての役割を行うことは、社会に対する看護師の責務である。

◎職場事例に対応する
次のような事例が職場で発生したらどのように対応するか、予め想定しておきたい。以下は、安全管理&運用基準からみた対応である。

【勤務遂行逸脱事例】

（1）職務専念義務（勤務時間中にパソコンを私的に利用した）
職務専念義務に抵触することを教え、止めさせる。公私の区別がつかなくなると情報漏洩や機密保護の視点が希薄になる。何が私的かという枠組みを周知し、自己管理の視点を求めていく。

（2）職務専念義務（電話をプライベートに使用した）
たかが電話ぐらいという姿勢が職場をナアナアマアマアなけじめのないものにする。放置することによって緊張感のない職員を作り出すことになるし、新人の勤務に対する心構えに悪影響を与える。関連して、携帯電話、高速券など病院所有品を私的な目的で利用すると業務上横領に当たる。

（3）職務専念義務（就業時間中に理髪屋へ行った）
職務専念義務に抵触する。懲戒処分の対象になりえる。

（4）経費管理（講演し謝礼金を受け取った）
業務上の講演による謝礼は雑収入として病院に入金させる。
業務外の講演や原稿執筆は、就業規則の兼業制約の条文を適用し対処する。

（5）経費管理（不要な物品を購入した）
不要な物品の購入は無駄遣い、その分の利益の喪失である。物品の購入基準あるいは購入手順が担当者まかせになっているなどということも、不用品を購入してしまう原因である。在庫管理が機能していないために在庫品を購入したという場合もある。

（6）物品管理（同意なしに使用した）

患者の所有物を同意なしに使用することは窃盗である。就業規則所定の懲戒処分の対象であるだけではなく犯罪行為として刑事罰を受けることもありえる。

（7）物品管理（長期滞留在庫の存在を放置した）

上司に現状を定期的にあるいは不定期に報告し、判断を仰がせることが管理の基本である。上司は在庫の状況を常に把握する責務がある。

【ハラスメント（権限外行為）事例】

（1）権限の逸脱（虚偽の証明文書の作成を依頼した）

事実を偽った伝票や証明・報告文書などを作成する行為は、コンプライアンスに抵触する。病院として社会的な批判や制裁を受ける場合もある。

（2）権限の逸脱（駐車違反の身代わりを指示した）

事実を隠蔽し、事実と違うことを強要することは犯罪である。酒気帯び運転ともども厳に戒めなければならない。病院の管理姿勢が厳しく問われることになる。

（3）ルールの逸脱（他の経費科目で処理した）

接待費の予算枠がないから他の経費項目で処理する。経費はルールに従って適正に処理しなければならない。

経費の繰延べや前倒し計上で月次損益を操作したなどというのも許してはならない。月次損益の粉飾操作は重大なルール違反である。偽りや誤った処理を続けていると、税法の処理を誤り、効果的な事業運営にも支障をきたす。

（4）ルールの逸脱（代わりがいないという理由で育児休業の申請を認めない）

就業規則および労働基準法に違反する。育児休業は代わりがいるから取得できるというものではない。対象職員が育児休業を申請する行為は法が定める当然の権利である。

（5）ルールの逸脱（使い込みを内密に処理した）

使い込みは無論のこと、同僚と食事をし、病院に事務雑費として請求したなどという場合も該当する。事実を確認する。確認できた時点で内容を直ちに上長に報告し、適切な処置を仰ぐ。対象職員に対する処分は就業規則の定めるところによるが、通常は不祥事事件等に係る職員の処分に関しては、審査委員会を設けて審議することが多い。

（6）ルールの逸脱（不慣れな職員に作業を任せきりにした）

業務手順の指示および確認は上司の仕事そのものである。業務の管理監督は管理職の責務である。業務手順や業務に必要な能力がない職員に仕事をさせる場合は、指導者を配置しなければならない。

（7）ルールの逸脱（上司の命令に対して「おかしい」と思いながらも従った）

上司の命令であっても、明らかに内容が公正さや適法性を欠く場合は拒否する。命令に服さないということからすると業務命令違反ということになるが、内容が公正さや適法性を欠く場合はコンプライアンスの遵守という観点から認めていく院内風土づくりが求められる。そうしないと、結果としては病院経営に悪影響を与えることになりかねない。

（8）ルールの逸脱（病院の車を使い、休日に家族でドライブをした）
病院財産を私的な目的のために使用することは許されない。
業務の都合で病院車を自宅や寮に持ち帰る場合は、上司の許可を受けさせる。

【取引先との付き合い事例】
（1）不適切行為（仕入先から自宅に贈り物が届けられた）
仕入先からの贈り物や接待・サービス等は受けてはいけない。取引の公正さや透明性を確保するためである。接待等を受け続けていると、その分が上乗せされて結果として高い買物をすることになりかねない。病院が経済的損失を被る恐れもある。

（2）不適切行為（仕入先へ贈り物の要求をする職員がいる）
公正かつ対等な取引を乱すことになる。1人の職員の不適切行為が病院全体を汚れたイメージにしかねない。このような行為は禁止しなければならない。

（3）官公庁や公務員に対する不適切行為（ビールや商品を差し入れている）

公務員が職務に関して賄賂を受け取ることは法律により収賄罪となり、賄賂を贈ったほうも贈賄罪として罰せられる。

（4）官公庁や公務員に対する不適切行為（病院経費で商品券を購入し届けた）

お礼の気持ちでも賄賂となる可能性がある。こうした行為は避ける。公務員と付き合うには、相手が周囲から誤解を受けないように配慮することが礼儀である。

3　職員教育の進め方

職員に気づきと心づくための教育が欠かせない。気づきとは、細かなところまで配慮が行き届くことをいう。心づくは、分別がつくとか考えがしっかりしていることである。気づき心づくためには段階がある。「見て覚える」「聞いて覚える」「体験して覚える」「書いて覚える」など気づき方はいろいろある。

気づくための手順とそのポイントは3つある。

STEP1　聞き、聞いたことを実行し、復唱確認する

聞くは、集中して聞き、メモをとり、復唱確認する。実行は、指示どおりにやってみて、疑問点を確認する。復習は、やってみたことを、まとめて振り返る。

STEP2　描き、試行し、改善する

描くは、手本になる人物あるいは目標になる人物像を描く。試行は、手本を真似て、自分の行動に取り入れて実行してみる。改善は、「もっと○○できないか」という観点から見直しをしてみて、「こういうことが起きたら、どうなるか」という観点から考えを発展させてみることである。

STEP3　研究と工夫を習慣化する

意識して行動することで習慣化することができる。研究とは、深く極めるために自己研鑽を欠かさない行動である。工夫は、「最高の状態」を描いてそこに近づく努力や工夫をする。

◎気づき心づく

気づき心づくことの本質は、「一所懸命」にある。一所懸命は、賜った1ヶ所の領地を生命にかけて生活の頼みとすることである。転じて、物事を命がけですることをいう。一生一世（いっしょういっせ）は、生涯の中で一大事と思い込んだことである。大事とは重大な事件であり、非常の事、かけがいのないものとして大切に「扱うべきさま」をいう。

一所懸命が一生に及ぶことが一生懸命である。一生懸命は生涯を通じて懸命に働くことをいい、時は金なりの大本である。懸命は、力いっぱい頑張ることである。いのちがけに働くことをいう。

気づき心づくことの見本として、介抱に関するものがある。正岡子規著「病牀六尺」の六十九項である。

【「病牀六尺」六十九　正岡子規】

○病気の介抱に精神的と形式的との二様がある。精神的の介抱といふのは看護人が同情を以て病人を介抱する事である。形式的の介抱といふのは病人をうまく取扱ふ事で、例へば薬を飲ませるとか、繃帯《ほうたい》を取替へるとか、背をさするとか、足を按摩《あんま》するとか、着物や蒲団の工合を善く直してやるとか、そのほか浣《かん》腸沐浴《ちょうもくよく》は言ふまでもなく、始終病人の身体の心持よきやうに傍から注意してやる事である。食事の献立《こんだて》、塩梅《あんばい》などをうまくして病人を喜ばせるなどはその中にも必要なる一カ条である。この二様の介抱の仕方が同時に得られるならば言分はないが、もしいづれか一つを択ぶといふ事ならばむしろ精神的同情のある方を必要とする。うまい飯を喰ふ事は勿論必要であるけれども、その介抱人に同情がなかつた時には甚だ不愉快に感ずる場合が多いであらう。介抱人に同情さへあれば少々物のやり方が悪くても腹の立つものでない。けれども同情的看護人は容易に得られぬ者とすれば勿論形式的の看護人だけでもどれだけ病人を慰めるかわからぬ。世の中に沢山ある処のいはゆる看護婦なるものはこの形式的看護の一部分を行ふものであつて全部を行ふものに至つては甚だ乏しいかと思はれる。勿論一人の病人に一人以上の看護婦がつききりになつて居るときは形式的看護の全部を行ふわけであるが、それもよほど気の利いた者でなくては病人の満足を得る事はむづかしい。看護婦として病院で修業する事は医師の助手の如きものであつて、此処にいはゆる病気の介抱とは大変に違ふて居る。病人を介抱すると言ふのは畢竟《ひつきよう》病人を慰めるのにほかならんのであるから、教へることも出来ないやうな極めて些末なる事に気が利くやうでなければならぬ。例へば病人に着せてある蒲団が少し顔へかかり過ぎてゐると思へばそれを引き下げてやる。蒲団が重たさうだと思へば軽い蒲団に替へてやるとか、あるいは蒲団に紐をつけて上へ釣り上げるとかいふやうなことをする。病人が自分を五月蠅《うるさ》がつて居るやうだと思へば少し次の間へでも行つて隠れて居る。病人が人恋しさうに心細く感じて居るやうだと思へば自分は寸時もその側を離れずに居る。あるいは他の人を呼んで来て静かに愉快に話などをする。あるいは病人の意外に出でて美しき花などを見せて喜ばせる、あるいは病人の意中を測つて食ひたさうなといふものを旨くこしらへてやる。箇様《かよう》な風に形式的看護と言ふてもやはり病人の心持を推し量つての上で、これを慰めるやうな手段を取らねばならぬのであるから、看護人は先づ第一に病人の性質とその癖とを知る事が必要である。けれどもこれは普通の看護婦では出来る者が少いであらう。多くの場合においては母とか妻とか姉とか妹とか一家族に居つて平生から病人の癇癪《かんしやく》の工合などを善く心得てゐる者の方が、うまく出来るはずである。うまく出来るはずであるけれども、それも実際の場合にはなかなか病人の思ふやうにはならんので、病人は困るのである。一家に病人が出来たといふやうな場合は丁度一国に戦が起つたのと同じやうなもので、平生から病気介抱の修業をさせるといふわけに行かないのであるから、そこはその人の気の利き次第で看護の上手と下手とが分れるのである。（七月二十日）

◎働きがい

働きとは、動くこと、役目をすること、行動することをいう。力を及ぼし、仕事をし、生活を保つ能力でもある。能力は物事をなし得る力である。働きとは動くことをいう。仕事をすることや役目をすることが働きである。「働きが認められる」というのは功績が認められることである。よく働く人や勤勉な人のことを働き者という。

人は、腕前のあることや巧みにことを処理することができたときに甲斐を感じる。行動の結果としての効き目や効果を甲斐という。働いてみるだけの値打ちが働きがいである。

働きがいのある職場かどうかの目安は、４つある。

１つは、夢が語り合える風土があるか。技術、サービス、事業の夢があるかである。

２つは、発想の転換が容易な職場か。未来に向けて今の行動を選択することができるかが問われる。

３つは、自ら目標を設定し挑戦できるか。そのためには創造性と勇気が必要になる。

４つは、常に情熱を燃やすことができるか。本音でものが言える組織でないと情熱を燃やすことはできない。

働きがいは仕事を通して得られる喜びでもある。どのような喜びを得られるのか。仕事には10ほどの喜びがある。

①自信を持つことができた喜び

②自分の仕事が認められた喜び

③自分の力を発揮することができた喜び
④自分の力を確認することができた喜び
⑤自分が成長できた喜び
⑥潜在能力を顕在化できた喜び
⑦友情や仲間を得ることができた喜び
⑧チームとして成果をあげた喜び
⑨自己欲求を高めることができた喜び
⑩よい病院に勤めている喜び

◎やりがい

仕事は、しなくてはならないことである。やり甲斐は「するだけの値打ち」である。やり甲斐のある仕事とは、するだけの値打ちがあり、しなくてはならないことをいう。

仕事にはＰＯＬＣという手順が必要である。Ｐは計画（planning）、Ｏは組織化（organizing）、Ｌは統率（leading）、Ｃは統制（controlling）である。

計画は、物事を行うに当たって、方法や手順などを考えて企てることをいう。組織化は、つながりのない個々のものを一定の機能を持つようにまとめることである。統率は、多くの人をまとめて率いることである。統制は、一定の計画にしたがって制限し、指導することである。

こうした仕事は、経営管理者がすることであり、担当者の役割ではないと考える人もいるかも知れない。担当者は、指示されたことを実施（doing）するだけでよいという考え方である。担当者は労働者であるから指示されたとおりの労働を提供し、そして、労働を提供した対価として賃金をもらえればいいという考えである。

こうした考え方からすると、担当者の多くは知性を失い創意工夫の余地はなくしかねない。やがて、担当者は仕事にも病院にも無関心となっていく。担当者と経営管理者の関係が機械的、形式的になっていくと、経営管理者と自分達とは違うとして両者を隔てる壁ができがちである。経営管理は、経営管理者だけがするのではなくて担当者もPOLCの一端を担っているという認識が必要になる。

経営管理者には担当者を計画、組織、統制そして統制の機能に参加させる責務がある。担当者と経営管理者が共々、仕事を通じて、人間性、自主性、創造性を発揮することができる職場づくりを志向することになるからである。

A・H・マズローの学説に「動機づけと個性」(Motivation and Personality)がある。人間の欲求は衣食住のような下位の動物的欲求が充たされると、もっと高い文化的、情緒的、倫理的な欲求を充足したいという衝動にかられるというものである。動機づけとは、人間を行動に駆り立てることをいう。

職場は、仕事を通じて、資質の発現をすることができる。職場は、各自の受け持ちの仕事場である。その意味からすると、職場は、「時は金なり」の場である。時は金なりの職場にするためには、人を鼓舞して、仕事を有意義と感じ、やりがいを感じる場にしていく動機づけが欠かせない。

◎臨床実践能力を高める

気づきと心づくことなくして臨床実践能力を高めることは難しい。看護師の臨床実践能力を高めるための手法を例示する。それは、クリニカルラダーの構築である。

効果は、3つある。

1つは患者に対する看護目標を達成するための看護活動能力向上

看護師の実践能力を高める仕組みがクリニカルラダー

患者に対する効果

●満足度を高める
●安心して安全な看護が受けられる
●自己決定した医療・看護を受ける

看護師に対する効果

●専門性を段階的に身につける
●将来像を明確化する
●評価の判断に役立つ

患者中心の看護提供および看護の質向上 ／ 自立・自律した看護師の育成

↓

患者の自己決定権にともなう看護を提供する

↓

看護部の方針および目標の達成

■クリニカルラダーの実施方法

レベル1　レベル2　レベル3　レベル4

各部署における1・2・3年目のチェックリストを点検、評価する（レベル1・2）

↓

クリニカルラダー評価表の技術チェックリストにより点検、評価する（レベル1・2）

↓

クリニカルラダー共通項目チェックリストを点検、評価する

↓

クリニカルラダー到達目標に沿って自己評価を行い自己評価欄に記入する

↓

各看護師は記入した評価表を各評価者に提出する

↓

他者評価者は、到達目標の基準に他者評価を行い他者評価欄に記入する

↓

他者評価者は記入した評価表を総合評価者に提出する

↓

総合評価者・他者評価者・職員の３者で面接を行う

↓

総合評価者はクリニカルラダー評価表を看護師長に提出する

↓

看護師長はクリニカルラダー評価表を確認して職員に返却する

2つは看護教育
3つは看護研究
である。

クリニカルラダーとは、クリニカルが臨床を意味し、ラダーは梯子である。「クリニカルラダーとはナースが経験を積み重ねながら梯子段を天にかけて登っていくような構造化された図面、1つ1つの階段を登っていく。そして、はっきりした目標が示されている」（ホープ博士）。

クリニカルラダーは、看護師の臨床実践能力を高めるための仕組みであり、効果としては患者に対する看護目標を達成するための看護活動能力向上である。しかし、看護教育さらには看護研究に関しても効果がある。

看護教育は、看護スタッフの学習意欲や効果を高めるために臨床の中で教育指導するガイドラインになり、看護研究には日々の看護活動の中で、疑問や問題意識を追求して研究に取り組むテーマづくりとすることができる。

クリニカルラダーの評価は、毎年1回、1月に実施する。看護臨床経験1年目はクリニカルラダー評価表レベル1の評価を受ける。

看護臨床経験2年目は、クリニカルラダー評価表レベル2の評価を受ける。

看護臨床経験3年目は、クリニカルラダー評価表レベル3の評価を受ける。

看護臨床経験4年目は、クリニカルラダー評価表レベル4の評価を受ける。

看護臨床経験5年目以上は、クリニカルラダー評価表レベル4の評価を受け、専門分野の準備段階を形成する。例えば、救急看護、感染管理、手術看護、集中ケア、がん化学療法看護、皮膚・排泄ケア、訪問看護、糖尿病看護、がん性疼痛看護、不妊症看護など認定看護師やがん看護、精神看護、地域看護、老人看護、小児看護などの専門看護師、あるいは認定看護管理者を目指すことになる。

◎ロールプレイング

ロールプレイングとは、役割便利法である。

ねらいは「現実に近い状況を設定し、参加者に特定の役割を演技させることにより役割の立場の理解、現実にたち向かう主体性や問題解決力などを高める」ことに置かれる。

この技法は、J・L・モレノが考えたサイコドラマ（心理劇）から発展したもので、対人間の感受性や創造性を高めることを狙いとしている。

ロールプレイングを大別すると、対人関係上の洞察力や問題解決力を高めるもの（型から出すロールプレイング）および基本動作や技能を身に付けさせるもの（型にはめるロールプレイング）がある。

ロールプレイングの目的は4つある。

①対人間の心理洞察や場面洞察力を高める

役割を演じ、状況、場面を客観的にながめることによって、対人間の心理的な動きがつかめ、どのようなグループダイナミックスが働いているかもつかめる。

②主体性、自発性を高め、行動力を身に付ける

行動をとりながら体験しながらの学習であるため、問題意識が高まり、行動力が自然に身に付いていく。

③正しい動作、技能を身に付ける

繰り返しの訓練や行動の修正が、技能化を促進する。

④自己反省させ、態度変容、行動変容を促す

演技のプロセスで、行動や態度の問題点が指摘されるため、自分を振り返るよい機会になる。基本的な進め方としては、即興法と一般法がある。

A．即興法

育成者が相手役になり、即興的に即座に繰り返して演技を行う方法をいう。場面設定だけで一般法のような具体的事例は使わない。即興で行うため、応用動作や洞察力を身に付けるのに役立つ。

［手順］

①演技者を選ぶ…新入職員の中から演技者を1名選定し、口頭で役割と演技内容を説明する。
②演技を行う…育成者が相手役になって演技を実施する。演技者はそれに応じて自由に演技する。他の参加者は演技を観察する。
③演技を修正する…講師は演技の問題点を指摘し、理想演技へと導いていく。
④小グループ別の演技に入る…参加者を3～5名の小グループに分け、それぞれのグループ内で相互に演技の練習を行う。3名で行う方法をトリオ演技法ともいう。
⑤応用技法を組み入れる…演技の性質に応じて、次の応用技法を適宜組み入れて実施する。
ア）役割交換法…自分の役割と相手の役割を相互に交換し、相手の立場からも演技をながめさせる。自分の立場、役割が客観的にながめられるだけでなく、心理洞察にも役立つ。進行過程でひんぱんに役割を変えるやり方をスイッチ法ともいう。
イ）ものまね法…役割を交換し、相手の演じた演技をそのままやってみせ、相手に問題点を気づかせる方法（ツーウェイロールプレイング方法）。ビデオがない時にはこの方法を用いるとよい。

ウ）応用制限法…特定の言葉を制限して演技させる方法。「いいわけ厳禁、否定的説明厳禁」で行う。

エ）車輪法…育成者が中央に入り、円の参加者に順番に演技をつけていく方法をいう。変化をつけるためにはこの方法がおもしろい。

B．一般法

一定の事例にもとづいて実施していくもので、一般にロールプレイングといえば、この方法を指す。ロールプ演技が中心で、講師は相手役にならず、参加者同士で演技していく。接遇やサービス技術など、基本動作を教える場合に適する。参加人数が多く、時間的にもゆとりがある時にはこの方法で実施していくのがよい。

［手順］

①事前準備を行う…演技ができるよう机、椅子を配置し、名刺・湯飲みなどの小道具を用意する。

②ロールプレイングの目的を説明する…演技を通じて何を理解し、何を身に付けるかを説明する。体験的に学ぶのであって、形式的な演技を行うことが目的ではないことを強調する。

③事例を配布し、全体の流れを説明する…参加者全員に事例を配布し、誰が演技の当事者か（学習対象か）、どのような手順で演技するのかを説明する。事例を2～3分で目を通させるのもよい。

④事例を設定し、ウォーミングアップを行う…演技者の配置や場面状況を説明し、どの場面が重要かを簡単に説明する。必要があれば、仮の主役を指名し、講師が相手役になって、一場面の演技をウォーミングアップ的に行う。

⑤役割を決定する…正式の演技を行うため、演技者を決める。希望者を募るが、名乗り出ない時は指名して決定する。なお、演技者以外は観察者となり、演技を観察する。

⑥演技者に事例を読ませ、準備させる…すぐ演技に入らず、手順、内容を頭に入れさせた上で、演技に入らせる。観察者には別に観察表を配布する。

⑦演技に入る…講師の合図のもとに演技を開始する。展開がスムーズでない時ははじめからもう一度再演技させる。観察者は気付いた点を観察表に記入する。

⑧演技の分析と検討を行う…演技が終わったら、全員で次の手順で演技の分析と検討を行う。

ア）演技者に、どこが難しかったか、どこが悪かったかの感想を言わせる。

イ）観察者は観察表をもとに感想や改善点を言う。

ウ）演技を修正しながら検討を加える。

エ）育成者が原理・原則を説明し、理想演技を完成する。

⑨再演技を行う…感想や意見をもとに再演技を行う。演技者は最初の演技者ではなく交替してもよい。育成者が最後に感想を述べ、チェックリスト等を配って職場での実践を促して終わる。

4　やらされ感を取り除くモチベーションを高める人材管理の進め方

教育は、職員の人間性を陶冶するために必要であるし、専門職としての研鑽を後押しするためにも欠かせない。

教育は、安全を確保し、犯罪や不祥事から身を守るためのものでもある。

◎安全を確保する行動

安全性を向上させる前提として4つの領域がある。4つの領域とは、QCDSである。それは、

Q（品質管理基準）
C（コスト管理基準）
D（時間管理基準）
S（安全管理基準）

である。管理基準が不明なままだと個々の管理監督者の考え方によってブレが生じかねない。

（1）やらされ感を排除する

やらされ感があると、場当たり的な活動になる。やらされ感はなぜ生じるのか、それは、役割認知ができていないからである。

役割認知を促進するためには、職員が、なぜこの業務が必要なのかを受容することが先決である。そして、役割認知を役割貢献行動につなげていく。

（2）職員の意欲を顕在化させる

行動に仕方に関わるものがモラール管理である。モラール管理とは勤労意欲を維持し高めるための管理であり、病院の構成単位である人材の結合を強固にし、病院の存立基盤を確固たるものとするための管理である。

（3）モラール管理の大切さ

モラル（moral: 倫理観）およびモラール（morale: 士気）の双方から安全管理を実践する必要がある。職員には、病院への帰属意識や忠誠心といった倫理観（モラル　moral）が求められる。

職員の勤労意欲を高めるためにはモラール（morale）を高めることが必要となる。いくら優秀な職員を揃えてもモラールが低ければ安全性は向上しない。働きがいややりがいといったモラールの維持向上のためには日々の管理が欠かせない。

モラル（moral: 倫理観）もモラール（morale：士気）もコンプライアンスの範疇である。コンプライアンスは今や病院存在の基盤として欠かせないものである。

（4）モチベーション、インセンティブ管理を行う

モラールはやる気を出させるものである。やる気を起こさせるためには動機づけ（モチベーション）あるいは刺激（インセンティブ）が必要である。

モラール管理にはやる気の開発およびやる気を刺激することが重要である。モラールの動因となるものは動機づけあるいは励みである。モラールを向上させるためには、モチベーション管理およびインセンティブ管理の双方が必要である。

①モチベーション管理

働く意欲を引き出すための管理をモチベーション管理という。モチベーションとは、期待、動因、誘因である。

モチベーション開発とは、職員が最も強く持つ基本的欲求（動因）について、欲求が達成される施策を提示し説得し、欲求を満たし、目標を達成しようとする「やる気」を引き起こすために行うものである。

職員の基本的欲求をどう理解するか、職員のやる気の誘因となる施策や制度をいかに制定するか、開発活動をいかに実施するか、この3つが開発活動の要素となる。

②インセンティブ管理

刺激あるいは励みあるいは報酬のことをインセンティブという。

賃金はインセンティブの典型であるが、賃金だけが報酬ではない。認める、褒める、新たな役割を与えるというものも報酬である。

インセンティブ管理を推進するためには、誘い込むもの（誘発するもの）および根拠が必要となる。誘い込むもの（inducement）とは誘因であり、安全性向上は何としても必要であるなどという誘発するものが欠かせない。

例えば、勉強嫌いで、ゲームばかりしている子供を勉強好きにするためには、ゲームのコンテンツに勉強の教材を組み込むというものが例示である。

報酬は根拠を明確化する。根拠が不明なまま特定の職員に報酬を与えると、本人も戸惑うだろうが、職場にいらざる葛藤が芽生える。負の相乗効果がはびこる。安全性向上は職場に正の相乗効果をもたらすものでなければならない。

葛田一雄　（くずた・かずお）
神奈川県逗子市生まれ。医師と共同して（株）ケイツーマネジメントを設立、学校法人三橋学園理事。数多くの病院・施設の諸規定策定、職場風土改革の企画立案実施、コンプライアンス実践に携わる。明治大学、青森公立大学、横浜市立大学、愛媛大学等で講師を務める。国立公衆衛生院管理保健師講座講師、看護協会認定看護管理者教育課程講師、病院協会コンプライアンス講座講師を担当する。
主な著書に、『院長の仕事』『看護部長の仕事』『困った看護師を一人前にするコミュニケーション術』（以上、小社刊）、『ナースのためのOJT　その理論と実践』（経営書院）、『役員力』（経団連出版）、『吉夢二十二物語』（筒井書房）などがある。

〈連絡先〉
（株）ケイツーマネジメント
〒113-0031　東京都文京区根津2-37-8-1104
TEL03-3828-6598
ホームページ　http://kuzuta.com/

病院《びょういん》の見《み》えないリスクに「気《き》づく」方法《ほうほう》

2014年8月8日　初版発行

著者　葛田一雄
発行者　常塚嘉明
発行所　株式会社 ぱる出版

〒160-0011　東京都新宿区若葉1-9-16
電話 03(3353)2835—代表　03(3353)2826—FAX
03(3353)3679—編集
振替　東京 00100-3-131586
印刷・製本　中央精版印刷(株)

ISBN978-4-8272-0875-7　C3036